Transactional Analysis Counselling in Action, 4th Edition

Ian Stewart

沟通分析心理咨询和治疗技术

（原书第四版）

[英] 艾恩·斯图尔特 / 著

徐笑含　李小英 / 译

重庆大学出版社

第四版前言

欢迎来到《沟通分析心理咨询和治疗技术》第四版。

本书旨在向你提供如何在心理咨询和心理治疗中运用沟通分析的最新指导。这本书，主要是面向没有接受过沟通分析训练，但是对沟通分析感兴趣，并想提升沟通分析咨询技能的心理咨询师。我希望，这本书也会对那些已经在实践沟通分析或正在接受沟通分析专业培训的心理咨询师和治疗师有所帮助。

本书包括以下内容

这本书和咨询实务系列的其他书一样，会包括以下内容：

- 本书专注于实践应用。理论部分仅作基础的概述，只有当理论部分对实践应用的理解非常关键时，才会涉及。

- 章节的顺序对应沟通分析咨询过程的几个阶段。
- 为了阐述实践和理论,会使用一个持续性的案例。
- 本书针对的是一对一心理咨询,不是团体辅导。
- 沟通分析的应用对象是医学上所说的心理功能健全的人,而不是那些有病理性精神病的人。

这不是一本概括性介绍沟通分析的书。沟通分析理论发展到今天,已经有了许多的理论模型和一些实践流派(Barnes,1977;Stewart and Joines,2012:297-302;Widdowson,2010:7-62)。这本书中,我并没有塞入大量的细节,而是选择了一些我认为对执业咨询师最有用的、已经过验证的概念和方法。同时,会适当介绍一些相关概念和方法。

艾瑞克·伯恩(Eric Berne)创立了沟通分析理论,他的思想至今仍是沟通分析理论的核心。然而自伯恩以来,沟通分析一直在持续革新。如今,沟通分析从业者所参考的很多(绝大多数)理论,是在伯恩去世之后发展起来的。在本书中,你会发现大量新的材料。

在选择主题时,我还有另外两个目的:

- 即使沟通分析不是你主要的咨询取向,我聚焦讨论的理论和技术依旧可能对你有用。
- 我强调了沟通分析的实践领域,这些内容目前还不容易在专业的沟通分析著作之外获得。

的确，整本书的结构是围绕当代沟通分析实践中两个至关重要的概念：治疗方向和治疗顺序。我相信这些观点可以为任何一个咨询师提供很多可参考的实践方法。同样据我所知，除了专门的研讨会演讲之外，这本书是第一本对沟通分析治疗方向和治疗顺序进行系统性描述的书籍。

我旨在将这本书打造成为沟通分析培训的参考资料，而不是取代培训。如果你有兴趣成为沟通分析的专业从业者，你可以到国内和国际上众多的沟通分析机构接受必要的培训，参与认证考试（Stewart and Joines，2012：335-342）。

本书的框架

第一部分，第1章介绍沟通分析实践的一些特点。第2章，概述了实施沟通分析的顺序，也是其余章节结构的"缩略图"，按照它们的顺序，可以了解用沟通分析进行治疗的步骤。在第3章，我概述了沟通分析如何解释个人问题的起源和结构。第4章阐述沟通分析理论和实务的基础人格模型。

第二部分，一步一步地描述治疗过程。第5章概述了在初次会面时，沟通分析的典型步骤。第6章，描述了如何收集来访者的信息，以便你基于此更好地制订系统性的治疗计划。在第7章，我阐述了沟通分析在监控和防御自杀风险中运用的步骤。第8章将演示如何与来访者协商制订一份明确的改变契约。第9章和第10章详细描述了帮助来访者实现这些改变的干预措施。最后，第11章探讨结束咨询的标准。

在描述沟通分析实践中的每个方面时，我都遵循一套标准顺序（尽管它是灵活的）。它的步骤如下：

- 实践领域的基本理论大纲，我通常以"核心观点"的形式呈现理论。列举了相关理论的中心点，并以简洁的措辞来陈述。不会刻意去展开该理论的推理过程或核实它的依据。（如果你想要深究这些问题，可以参考每章末尾的"拓展阅读"和本书末尾的参考文献。）

- 从理论出发的实际行动的讨论。你做出这种评估或者干预的理由是什么？你这样做的目的是什么？

- 对一种或多种技术的具体描述。

- 用一个案例来说明技术。

- "实践清单"序列。这是向你推荐的一个问题清单，可以用来评估你与来访者所完成的具体工作。每一个"实践清单"还可以为督导或是同行讨论提供一个框架。无论你选择什么方式来使用这个清单，它们的目的都是帮助你提高相关实践领域的沟通分析技能。

如果你要对来访者实施沟通分析，请按照步骤将"实践清单"应用到你与这位来访者的咨询中。如果不需要，在阅读时将"实践清单"中"你所选择的来访者"替换为"一位来访者"就可以了。

这个版本的新栏目

为了回应读者和审稿人的积极评论，我保留了之前版本中出现的两个栏目：核心观点，实践清单。（最后一个在早期版本中被称为"自我监督顺序"，但我意识到这个名字不能完全表达其内涵，因为这部分内容同样可以作为督导或同行讨论的指导。）

同样为了回应审稿人的建议，在本版本中我添加了三个新栏目，它们都放在章节的末尾。具体如下：

- 技能实践：这些是结构化的练习，主要在培训小组中进行。显然技能实践只在本书描述沟通分析实践（在第二部分）的章节中出现，而在只涉及沟通分析理论的前几个章节中没有提及。

- 自我反思的空间：如题所示，自我反思的空间会给你一系列议题，这些议题基于章节所谈及的理论而产生，请你来自我反思。所有这些自我反思的主题都有一个共同点：它们并没有"正确"或"错误"的答案。它们也不是"复习点"。相反,它们旨在邀请你进行评估、总结、推理、引发个人观点和进一步的讨论。

● 拓展阅读:这个模块补充了这一章内容的参考资料。在每一个"拓展阅读"中,我都列举了一定数量的和章节主题相关的重要文献,这些文献主要是书籍。考虑到你可能在阅读关于沟通分析的相关期刊时有困难,我只列举了一些已出版的书籍。

当在课堂或在团体培训中使用本书时,只需重新换个说法,这些栏目可以灵活变换为另一种活动。比如,"自我反思的空间"中的任何一个观点都可设定为小组讨论的主题,并在大团体中听取大家的反馈。任何一个"实践清单",都可作为结构化的双人小组或小团体小组工作的基础,团体成员可以带入个人问题,也可以进行来访者角色扮演。

在整本书中,我假设所有的实践学习都是基于保密原则和在适当保护的规则下进行的,比如,所有团体成员都必须有机会接触到治疗师。

案例和名字

贯穿于本书第二部分案例的主人公约翰是一位真实的来访者。然而，在某些地方，我对他的故事进行了修改。为此我插入了其他和约翰有类似经历的来访者的材料。但如果我把约翰案例的具体情况全部写上，即使是用一个虚构的名字，他可能也存在被认出的风险。

在某些情况下，我会举其他来访者的例子，处理方法与对约翰案例描述的方式一样。

在所有呈现的案例中，我使用的姓名都是虚构的。如果和任何真实人物的名字相似，那么纯属巧合。

代词和性别

在全书中，我用了一个简单的代词系统。你，咨询师是"你"。我，艾恩·斯图尔特是"我"。你的来访者是"她"或者"他"。我会随机地改变来访者的性别。

"心理咨询"还是"心理治疗"？

和这个领域中的其他人一样，我必须考虑区分"心理咨询"和"心理治疗"的问题。在我看来，虽然有合理的论点以区分这两者，但它们之间的任何一个划分标准最终依旧是武断的。在人们提出的各种武断的划分标准中，我该使用哪一个？

在本书中，我的回答是没有分界线。我唯一要强调的是沟通分析心理咨询和治疗技术的适用对象：心理功能健全的人，而不是那些有病理性精神病的人。有了这个附加条件，本书中的观点适用于所有以个人改变为目标的专业咨访关系，不论这工作是"心理咨询"还是"心理治疗"。

本书与《沟通分析咨询的发展》有何关系

我的著作《沟通分析咨询的发展》（Stewart，1996a）提供了30种关于如何加强沟通分析有效性的实用建议。在选择这30种建议时，我遵循这样的原则：我不会重复提到这本书里已有的任何素材。而《沟通分析咨询的发展》旨在为这本书提供补充：在某种意义上，它"从这本书结束的地方开始"。这本书为沟通分析奠定了一个稳固的基础，而《沟通分析咨询的发展》是进一步修订和拓展沟通分析的技能。同时，这两本书也可单独阅读，不会影响其实用性。

在《沟通分析咨询的发展》中，提到与本书主题密切相关的某些建议（称为"关键点"），你可以在每一章末尾的"拓展阅读"推荐列表中，找到和这些主题相关的参考资料。

本书第一版出版以来沟通分析的发展

在本书第一版的前言里（1989年版），我曾说"在伯恩去世后的20年里，沟通分析一直在革新"。现在"20年"已经变成了40年甚至更久，沟通分析仍然一直在革新。沟通分析文献一直在增加，这也反映了沟通分析作为心理咨询和治疗的一种方法应用得越来越广泛。

从1990年到2000年

在20世纪的最后10年里，沟通分析的革新出现了明显的方向变化。新思想的"前沿"转向更先进、更专业的沟通分析理论和实践领域，不过沟通分析的核心观点和基本技术本质上没有受到影响。或许，这种重点的转变适合一个成熟的学科，到1990年，这个学科已经有了超过30年的历史（Stewart，1996b）。在1990年到2000年的10年中，沟通分析理论家主要关注比较和跨学科问题（尤其是沟通分析理论与心理动力学、客体关系理论的关系）。在过去10年里，沟通分析实践上的创新主要集中在与特殊来访者群体的工作上——特别是针对边缘型人格障碍和自恋型人格障碍的来访者，以及遭受过虐待的儿童和成年幸存者。沟通分析的理论和实践进一步地得到汇总，并有了自己的词典（Tilney，1998）。

从2000年到现在

20世纪90年代，沟通分析革新的领域，主要关注特定来访者群体的诊断和治疗。21世纪的第一个十年，可以看到的是：重点转向了沟通分析的哲学和元理论上的新思考。大部分的文献都是围绕着什么可以称为沟通分析的"关系方法"。这个流派的内涵非常丰富，包括构建主义的要素（Allen and Allen，1997）、共同创造沟通分析（Summers and Tudor，2000）和整合心理治疗（Moursund and Erske，2004）。它同时还强调了沟通分析和精神分析之间的和解关系（e.g.，Novellino，2005）。

如果我要尝试用几句话来总结关系方法：更多地关注无意识过程，以及在这些过程中治疗师和来访者之间的移情、反移情的表现形式。在沟通分析的实践方面，关系方法把改变的过程看作治疗师-来访者关系上瞬间呈现的现实，而不是朝着商定好的咨询目标有目的性地改变。

如果你想进一步研究关系方法，我推荐一本重要的书籍——《沟通分析：一个关系的视角》（Hargaden and Sills，2002）。最近的资源，大多数是研讨会资料，包括《从沟通到关系》（Cornell and Hargaden，2005）和《沟通分析的关系：实践中的原则》（Fowlie and Sills，2011）。

科内尔和哈哥登（Cornell，Hargaden，2005: 5）认为，"关

系方法"构成了一种"范式转换"，它将重新定义沟通分析这门学科。在我看来，这种说法可能夸大了事实。我认为，最终更有可能的是，关系方法将成为沟通分析理论和实践的众多有用的观点之一。其主要贡献在于：提醒我们咨询过程必须始终要把"来访者–治疗师的关系"、意识和无意识与治疗计划和技术一起考虑。在我看来，时间会证明这一领域的创新，就像20世纪90年代的新思想一样，仍然是这个学科的前沿。关系学派成员迄今所出版的书籍和文章都是面向高级实践者和理论家的。我发现很难把它们做成关于"如何做"的指南，让实践咨询师、治疗师或学员直接使用。同样，关系理论家的观点也没有削弱或反驳本书中描述的任何成熟的理论和实践。

鸣谢和致谢

本书的素材，来自数百位沟通分析方面的专业人员的著作和教学内容。我引用的作品只要我能够知道来源的，都在参考文献列表中列出她或他的名字。也有一些我所引用的观点，是不知道出处的。对于所有这些贡献者，无论是列出名字的还是没有列出名字的，我都心存感激。

在本书的几个版本中，我曾多次引用一些人的观点。他们是弗尼策·英格力希（Fanita English）、理查德·厄斯金（Richard

Erskine)、罗伯特·古尔丁和玛丽·古尔丁（Bob and Mary Goulding）、肯·梅勒（Ken Mellor）、谢伊·席夫（Shea Schiff）、乔治·汤姆森（George Thomson）、玛丽莲·查克曼（Marilyn Zalcman）。我要感谢他们所有人。当然，也要感谢已故的伯恩。虽然我从未与他共事过，但他的才能奠定了沟通分析理论的基础。

佩特斯卡·克拉克森（Petrulska Clarkson）是这本书第一版的"专家级别读者"。丹尼斯·伯里（Dennis Bury）从非沟通分析流派的专业咨询师角度，评论了第一版的手稿。温迪·德莱顿（Windy Dryden）编辑，帮助我完成了第一版手稿的修改。在从第二版过渡到第三版的过程中，马克·威多森（Mark Widdowson）是"关键审稿人"，他给我提供了一个详细的、有洞察力的修订清单。我衷心感谢以上所有人所做的工作，我还要感谢三位匿名的审稿人，他们的评论我已经加入了第四版。对于本书的四个版本，我要感谢所有那些联系我的读者，他们给我提出了修改建议，我也要感谢我的学员、监督和来访者，让我从他们身上不断学习。

我很感激国际沟通分析协会的认可，授权我使用最初发表在《沟通分析》期刊上的资料，主题如下：

- Richard Erskine and Marilyn Zalcman for 'The Racket System:A Model for Racket Analysis' *Transac-*

tional Analysis Journal（1979）9（1）：51-59。

● Ken Mellor and Eric Sigmund，for 'Discount-ing' Transactional Analysis Journal（1975）5（3）：295-302。

我相信，一本书可以是双向沟通，而不是一种单向沟通的工具。在写这本书的时候，我很高兴向你传达我的想法。我希望你在阅读时，也把你的想法传达给我。如果你有批评、赞美或评论，请通过出版社联系我们。

与此同时，我希望你能够从这个新修订版中获得有用的信息。

艾恩·斯图尔特

2013年2月

目　录

第一部分　沟通分析的基本框架

第一部分
沟通分析的基本框架

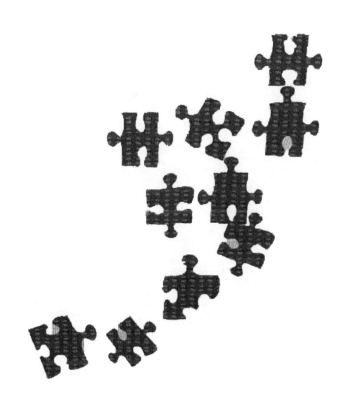

沟通分析在咨询中的
应用

本章内容是关于沟通分析如何使用和使用技巧的概述。在第一小节中，我将概括沟通分析实践的一些显著特征；在第二小节中，我将讨论一名咨询师应具备的个人和专业特质。

沟通分析的哲学观和实践观

沟通分析的实践是建立在一套关于"人性"和"改变的目的"的哲学观点之上的（Stewart and Joine，2012：6-8）。沟通分析的哲学假设概括起来有以下三条：

- 人都是积极向上的。
- 每个人都有思考的能力。
- 每个人都会产生决定自己命运的信念，并且这些信念是可以被改变的。

基于以上这些假设，沟通分析在实践中会遵循以下两条指导性原则：

- 合约式的方法。
- 开放式的沟通。

人都是积极向上的

每个人都有自己的价值、意义、尊严。这是一个有关人性本质的陈述，而不是对表面行为的概括。在有些咨询中，咨询师即使不认可一个人的某些行为，也可以完全尊重和接纳他这个人本身。

这意味着，在"咨询师—来访者"关系中，咨询师和来访者是完全平等的，没有谁比谁高或谁比谁低。

这个假设和你熟知的人本主义咨询观是一致的，罗杰斯认为要"无条件地积极关注"（Rogers 1961：62；Mearns and Thorne，2007）。沟通分析的假设也强调咨询师不仅要对自己抱有无条件的积极关注（"我是积极向上的"），也要对来访者抱有无条件的积极关注（"你是积极向上的"）。

每个人都有思考的能力

每个人（除了那些患有严重大脑疾病的人）都有思考的能力。

因此，每个人都有决定自己想从生活中获得什么的能力。通过一系列自己做的决定，他（她）对自己的生活负有最终责任。

决策模型

每个人都会产生自己如何行为、思考、感受的信念，并最终决定自己的命运。任何人都不能被他人或环境以特定的方式改变行为、思考和感受，除非受到身体上的强迫。

人类行为的决策模型，就是基于沟通分析的这个假设：每个人都对自己的行为、思考、感受负责。

决策模型也是沟通分析神经病理学的基础。年幼的孩子被认为是基于环境压力形成他（她）的应对方式。这对他成年后的个人生活也会有影响。功能失调的模式最初是个人主动选择的，而不是被强迫、被动做出的，因此他们可以通过重新选择来改变。

因此，沟通分析认为人是可以改变的，这种改变是真实而持久的。改变并不仅仅是通过对旧模式的洞察，而是一个人可以通过积极决定，用和他成年后能力相符的行为、思考、感受的新方式，来取代这些旧的模式。

合约式的方法

基于每个人都是平等的，以及都会为自己的行为负责的假设，咨询师和来访者会共同对咨询中改变的进程负责。为了促使这种共同负责的模式形成，来访者和咨询师会进入一种合约式的关

1 沟通分析在咨询中的应用

系：来访者会陈述他的咨询目标，以及为了实现这个目标他愿意做出哪些努力；咨询师会就自己是否愿意与来访者工作以实现既定目标而发表声明，并承诺在与来访者工作期间运用自己最好的专业技能。

开放式的沟通

在沟通分析实践中，咨询师要把自己的咨询记录开放给来访者。这种开放式的沟通方式可以帮助来访者在改变过程中，处于和咨询师平等的地位。

治疗方向

"治疗方向"，指的是基于心理诊断的、一系列正式的治疗过程，服务于商定好的咨询目标。现代沟通分析实践非常强调，在治疗过程中选择和保持咨询方向。

必须郑重申明的是，"方向"在这里，并不是指在咨询过程中咨询师直接为来访者指的人生方向，而是"给咨询师和来访者指明达成咨询目标的方向"的意思。在沟通分析咨询中，治疗中的每一步，都是来访者和咨询师共同商议制订的。

治疗计划——治疗过程中的正式选择——对沟通分析实践者来说，是个深思熟虑而又清楚明确的过程。它包括治疗顺序，即治疗过程中各个阶段的实施顺序。在实施治疗计划时，沟通分析师通常有一些特定的步骤可以遵循。在第二部分中，我会逐一描述这些治疗阶段。第2章，这些典型的治疗序列将用鸟瞰图的形式来介绍。

过程意识："火星人视角"

当前沟通分析不仅关注沟通的内容，也关注沟通的过程。也就是说，你不仅需要关注人们说什么，也需要关注人们说话的方式。

伯恩强烈建议，沟通分析从业者要以"火星人视角"来思考（Beren，1972：100-104）。他描绘了一个来自火星的绿色小人到地球学习地球上东西的画面。这个火星小人并不知道人类如何交流。它仅仅简单地观察他们的动作和随之而来的结果，从中推断出沟通者想要表达的真正意思。伯恩说，从业者必须重新发展这种以"火星人视角"来思考的技能：不带预设的偏见来观察人类互动。这个技巧是每个婴儿与生俱来的。作为成长过程的一部分，大多数人都被系统性地劝阻不要使用这种策略（亲爱的，盯着别人看不礼貌！），最终我们因为不使用而丧失了这项能力。

在沟通分析中，你需要重新学习密切关注来访者的非语言线索：呼吸特征、身体的紧张程度、姿势的改变。你可以在很短的时间内观察到这些信号，因为它们瞬息万变。

你也要关注来访者的用词，这是评判说话方式的一个重要指标。举例来说，你会把"那让我感到很糟糕"和"对那件事，我感到很糟糕"理解成不同的意思（在第9章，我会解释两者的不同）。
同样，你也要很注意自己的用词。

社会层面和心理层面

作为"火星人视角"思考的重要部分，需要对两个层面的沟通进行区分：社会层面和心理层面（Stewart and Joines，2012：70-74）。也就是说，在人们沟通的时候，他们往往同时传递多个信息。

为了说明这一点，请你思考咨询师和来访者在以下对话中的信息交换：

咨询师：那么，你能完成我们刚刚商议的约定吗？

来访者：(移开视线，轻轻地摇头)嗯，我能。

直觉上，你可以感觉到来访者想向咨询师表达的信息比他说话的字面意思要多。在核心观点1.1中，我们列出了一些沟通分析理论来解释这种观点。后面我将用同一个例子逐一说明。

社会层面和心理层面的信息

1. 所有的沟通都在两个层面上进行：社会层面和心理层面。

2. 社会层面的信息是指按照传统情况来理解社交沟通的字面意思。在前面提到的例子中，来访者表达的社会层面的信息是他将会完成他们的约定。

3. 心理层面的信息是指沟通的真实意思，即"火星人"理解的意思。这常常需要你通过直觉来判断，你也可以通过询问对方来核实这种判断是否准确。前面案例中的咨询师可能会察觉到来访者真实的意思是在表达："不，我不会这样做"或者"我很怀疑我是否会这样做"。

4. 一般来说，社会层面的信息是通过语言或文字的方式传达的，心理层面的信息则是由非言语方式传达的。在前面的案例中，来访者的摇头和眼神的回避，代表的是心理层面的信息。

5. 如果社会层面的信息和心理层面的信息透露了一样的意思，那么这两个层面的信息就被认为是一致的。在前面的案例中，并不是这样。因为如果他的信息一致，来访者应该和咨询师保持眼神接触，并轻微点头，而不是摇头。

6. 如果心理层面表达的信息和社会层面表达的信息不一样，我们就说这两个层面是不一致的，心理层面的信息被认为是

隐秘的。在前面的案例中，来访者摇头的行为隐藏在他同意
这个约定的言语后面，因此是一个实际想法与言语不一致的
信号。这种不一致透露出来的隐藏信息，我们在上面的第 3
点中已有讨论。

7. 任何沟通的结果都是由心理层面决定的，而不是由社会层
面决定的。

伯恩（1966：227）将上述第 7 条认定为"沟通定律"。你会注
意到他写的是"决定"，而不是"可能决定"。伯恩坚持认为，心
理层面的意思才是一个人真正想表达的意思。在这个案例中，可
以这样说，如果咨询师想要了解来访者在沟通过程中想要表达的
真实意思，他应该关注来访者心理层面表达的信息，而不是对方
在社会层面表达的信息。

乍一看，我们会觉得宣称沟通的实际效果总是由心理层面决定的
有些含糊不清。沟通分析领域以外的研究肢体语言的专家都很熟
悉"非言语信息"的概念（e.g., Scheflen, 1972）。这一概念
隐含的意思是，"非言语信息"确实更能传达出真实发生的事情。

公开的和隐秘的信息　　　　人们的第一反应是：社会层面
　　　　　　　　　　　　　　　的信息是公开的，而心理层面

的信息是隐秘的。事实上，这两个层面的信息都是公开的。只有当你从传统的社会框架中看待沟通的"潜在"含义时，心理层面的信息才会显得"隐秘"。所以它需要你清空对非言语信号的认知，像我们大多数人在童年时期被教导的那样。

有些情境下，心理层面的信息，即使在单词的字面意思上，也都是公开的。举例来说：

咨询师：你能完成我们刚刚商议的约定吗？

来访者：嗯，我会努力去做。

在沟通分析实践中，在这个案例中你的来访者所说的话准确地传达了他的真实意思。他会努力完成和咨询师商议的约定。但他并不会真正完成它，因为如果他真的确定能完成，他将不再需要"努力"。只有当你把这个词语按照在日常对话中"应该会"的意思来理解时，这个信息才会显得"隐秘"。

在这种情境下，出现"模糊不清、不确定"的信息，代表你的来访者并没有正面回答你的问题。（你想问的是，他是否能完成这项协议，而不是他是否会尝试去完成这项协议。）在第9章，我会对这个议题进行详细描述。

有效的咨询师

伯恩认为，沟通分析从业者，应该是一名"真正的医生"。当然也不是说，只有医生才能做沟通分析师。他是指，一名沟通分析专家必须承担起医生的责任（Beren，1966：xvii）。他说，"真正的医生"必须具备：

- 治愈病人的能力。
- 做治疗计划的能力。这样在每个阶段他都清楚，他在做什么，以及为什么要这么做。
- 在专业能力范围内，对病人的幸福和安宁全权负责的能力。

认可、保护、能力　帕特·克罗斯曼（Pat Crossman，1966）和克劳德·斯坦纳（Claude Steiner，1974：258-267）提出，有效的心理治疗师在咨询工作中必须具备"3P"。它们是认可（permission）、保护（protection）、能力（potency）。

认可　为了给他人提供认可，你需要提供给他关于"自己、他人、世界"的新信息。这些信息真实地描述了他作为成年人的资源和选择。他能用这些信息取代他童年时期从父母那接收到的那些限制性的、毁灭性的信息。举例来说：

- "你肯定有能力来思考和作决定。"

- "你很有价值,也值得被爱。"

- "即使你没有每时每刻都非常努力地工作,你也能生存,并满足自己的需求。"

- "作为一个成年人,就算没有父母的支持,你也可以很好地生存下来。"

如果你愿意,你可以将这种认可用言语的方式传达给来访者。但是,更重要的是,你必须以身示范。也就是说,要做到言行一致。正如前文"核心观点 1.1"所说,为了保持一致性,你在社会层面和心理层面上必须传达相同的信息。

举例来说,如果你想传递出这样的信息:"你有清晰思考的能力"。如果你愿意,你可以先把这句话说给来访者听。当然不管有没有用语言,如果你的行为表现出你完全相信她能清晰地思考,她很可能会接受你的认可。另外,还要请她坚持独立思考。你要抵制住想要"替她思考"的冲动。举例来说,如果你问她一个问题,她感到迷惑,你不要为她把答案补上,而是耐心地等她找到自己的答案。另外一种树立榜样的方式是:让她看到,你也可以为自己的想法负责。

保护和能力　　要给你的来访者提供认可,你必须已经对自己有了这种认可。

当来访者获得了新的认可，他将要与早年父母给他的那些毁灭性的经历相对抗。意识之外，来访者可能会认为这种变化是冒险的，甚至是危及生命的（见第6章）。他可能害怕失去内在父母的支持，并导致一些灾难性的事件，例如消失和被抛弃。因此，为了对抗这种想象中的灾难，他会不自觉地向你寻求保护，也许他自己并没有意识到。这也要求，你能让他感觉到，你有足够的能力、足够的力量来给他提供他所需要的支持和保护。

举例来说，如果你正在和一名想要更加自由地表达自己的情绪的来访者一起工作，你会给他这样一个认知：作为一名成年人，以一种安全的方式表达自己的情绪是很好的。但是假如来访者在婴儿时期就有过这样的信念："如果我表达了自己的情绪，母亲就会离开我，永远不回来，那么我就会死掉。"他自己都没有意识到，他可能会继续婴儿时期的这种信念，并继续隐藏自己的情绪。如果他准备使用你所提供的新信息，他身上孩子的部分认为你必定能为他提供保护，让他远离被抛弃和死亡。只有当他身上孩子的这部分认为你有能力为他提供他需要的保护，他才有可能坚持这种信念。

保护和能力，与认可一样，最主要的是树立榜样。你必须自信地认为，你比他想象中的父母有更多的力量。在来访者改变的过程中，你必须确保自己有能力支持和保护来访者。

与内在的自信一样，保护和能力还体现在你的咨询方式上。一个有效能的咨询师，他知道自己在做什么，以及为什么这么做。他的专业素养将在干预的恰当性和把控性上体现出来。

沟通分析强调，保护的一个重要方面体现在要阻止以下三个悲剧的发生。它们是：伤害自己、伤害他人以及发疯。在第7章，我们会对"关闭逃生舱"的保护性过程进行探究。

对来访者的保护，也意味着你必须提供一个物理安全的环境。举例来说，如果会话中需要身体释放愤怒，你可以通过设定好房间的环境来提供保护，确保无论是咨询师还是来访者，在这个过程中都不会受到伤害。保护的另外两个非常重要的组成部分是保密和有效的医疗、精神病学转介系统（见第5章）。

为了保证对转介做出合理的决定，你需要对自己的实践领域和其他相关领域的交叉主题有所了解。这些领域的知识包括：

- 儿童发展心理学
- 心理学和行为学的主流理论
- 普通生理学和生物化学
- 器质性疾病和物质成瘾的诊断
- 药物和物理治疗的影响
- 心理疾病的诊断，包括对标准诊断手册的使用
- 咨询领域的法律问题

咨询师的咨询和督导

如果要让自己的咨询有效能，你必须先解决好你个人的一些成长性议题。这是因为，在向来访者展示"3P"时一致性模型是如此重要。只有你自己达成了某个目标，你才能帮助来访者达成那个特定目标。

当你意识到自己有未完成的个人成长性议题时，你需要接受咨询或者心理治疗。为了充分有效地与更多来访者打交道，你需要先解决相应的、广泛的个人成长性议题。如果你意识到自己的个人议题还没有解决，且阻碍了你接待来访者的工作，你需要将他转介给其他咨询师。

持续的督导也同样重要。一旦你开始使用沟通分析模型，最理想的是和一位可信赖的沟通分析督导师一起工作。在第二部分，我为每一种沟通分析方法都列出了一系列"实践清单"。每个清单包括一系列的问题，为你提供一个起点，帮助你在督导中有效地探索问题。事实上，你不需要等到见督导师才开始督导，你可以使用"实践清单"来进行自我督导。这是一个有效的工具：它帮助你从工作中跳出来，从旁观者的角度进行自我观察。这样做，你可以发现一些值得改进的和可以做得更有效的点。你在咨询过程中自己没有意识到的一些盲点，通过这样做可以更好地意识到。

但是，与督导师一起工作可以给你提供另外一双眼睛，这双眼睛可以从另外一个视角来观察，这会给你更多的好处。更重要的是，督导可以发现和反馈你没有注意到的盲点，这些盲点通过自我督导也不能发现。（我们将在第9章详细讨论盲点，在第9章中，我们将要讨论沟通分析的重新定义和漠视）寻找督导的另外一个好处是，除非你是一位经验非常丰富的咨询师，一般情况下督导师可以给你提供很多技术和治疗计划的具体建议，这些建议是他从自己的经验中得出的。督导师可以帮助你少走弯路。

在下一章中，我会概述构成沟通分析的一些连续性阶段。我自己对这一系列阶段的感觉就像造房子。首先，你要夯实根基。其次，开始造底部的砖块，一点一点地往上造。整个结构的结实程度取决于你打的根基和底部砖块的结实程度。

我相信，这一系列阶段描述的不仅仅是进行有效咨询的顺序，更是你掌握沟通分析技能的最好顺序。通过熟练掌握治疗的各阶段，你会为提高沟通分析技能打下坚实的基础。

自我反思的空间

如果你们是以团体的形式开展工作，在开始工作之前，小组内的每个成员，都需要花几分钟时间对以下几个议题进行思考，在没有和其他成员商量的情况下，先独立给出个人的一系列答案。然后比较这些答案的相同和不同。

如果你正在接受沟通分析训练，之前并没有实践经验，请将这些问题的用词简单调整，以便更加适用。

1. 对于沟通分析的前提假设"人都是积极向上的"，你赞同吗？或者，你是否认为有一些特定的行为是带有攻击性的，以至于你觉得做出这些行为的人应该被认为是"不好的"？如果是这样的，你做出判断时的想法和感受是什么？你是否准备好给这样的来访者提供咨询？

2. 作为一名咨询师或者治疗师，你是谁？当你思考这个问题时，你可能需要记下构成你独特职业身份的很多方面。除了你的名字和年龄这些直接的特质外，其他特质可能还包括性别、接受过的训练、专业资格、工作背景和经历、性取向、国籍、种族、文化背景。

3. 结合你在第 2 条列出来的每一种特质：如果对你有影响的话，它们是如何影响你和来访者的工作方式的？

拓展阅读

艾瑞克·伯恩的书《团体治疗的原则》的前四章，给你提供了成为一名有效咨询师或治疗师的一系列非常有效的操作性建议（Berne, 1966：3-100）。这本书的覆盖范围，不仅仅局限于沟通分析或团体治疗（尽管书的题目是团体治疗）。

《沟通分析咨询的开展》（Stewart, 1996a）的编后记也进一步探讨了"人是好的"这一观点以及它在咨询中的实践应用。

在《沟通分析：100 个关键点和技巧》一书中，马克·威多森对保护、力量和认可进行了讨论，并对如何评估和提高你的咨询有效性提供了建议（Mark Widdowson, 2010：303-309，323-327）。

规划改变的路径

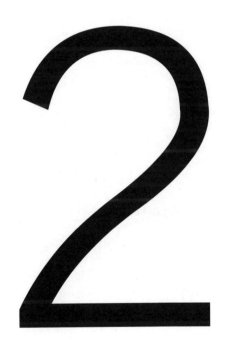

治疗计划是从你第一次接触来访者开始的，一直延续到咨询关系的结束。用伯恩的话来说，治疗计划的目的在于让你"在每个阶段都明白自己在做什么，以及为什么这样做"。

有效的治疗计划需要先决定治疗方向。反过来，治疗方向需要确定治疗顺序。我将在本章解释这些概念。

治疗方向

在沟通分析中，你选择的干预方案，你与来访者达成的治疗合约，以及你对来访者的诊断，这三者之间是相互作用的。这就引出了治疗方向的概念。

治疗方向

1. 治疗方向是指，根据你对来访者的诊断，在来访者知情的情况下选择合适的干预措施，以促进来访者完成此前所达成的合约。

2. 干预措施的选择是指，选择使用哪种干预措施以及使用它们的顺序。

3. 在选择使用哪些干预措施时，你需要考虑内容和过程：做什么以及如何做。

4. 在选择措施的顺序时，你是在决定治疗顺序。

回顾沟通分析"制订合约"的基本概念，请参见第1章，沟通分析实践观和哲学观。在第8章中，你会发现对制订合约的技术的全面讨论。

治疗三角

我把图2.1称为"治疗三角"。它显示出合约、诊断、治疗方向之间的三角关系。[图2.1来自吉夏尔（Guichard，1987）的演讲报告。]整张图合在一起相当于整个治疗方案。

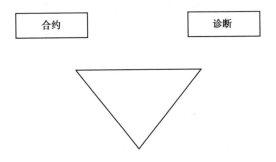

治疗方向			
哪一个干预方案?		以什么顺序进行? （=治疗顺序）	
内容 （是什么）	过程 （如何做）	长期方案 （战略）	短期方案 （策略）

图2.1　治疗三角

沟通分析中心理诊断的地位

在这本操作指南中，我认为着手讨论心理诊断的利弊（正反两面）是没有意义的。同时，这个观点已经在很多资料中进行了彻底的讨论（比如 Rowan,1981；Szasz，1961；Zigler and Phillips，1961。如果想从沟通分析角度回顾这个问题，可参考 Clarkson，1987 and 1992: 55-74）。

简单地说，大多数沟通分析师把心理诊断当成有效治疗计划的核心。治疗三角强调了诊断是如何与合约，以及你的治疗方向相关联的。合约明确了治疗的目标。诊断告诉你：你和来访者从哪里开始朝着目标努力。治疗方向意味着你选择什么样的干预方案，以及干预方案的使用顺序。心理诊断会指导你做出这些选择，我将在第3章详细描述，诊断是如何指导干预措施的选择的。

心理诊断的反对者们抗议说，这是在给人们贴标签。其实，在沟通分析中有先入为主的成见，诊断意味着给人们做的一些事情贴上标签。每个诊断性的标签表示一系列特殊的信号和症状。从经验来看，对于出现这些信号和症状的人，有些对应的治疗模型相对有效，也有些是相对无效的。因此，如果你能够贴上恰当的诊断标签，就可以直接运用有效的治疗方法，而不必每次接待新的来访者都重新形成治疗方法。

在沟通分析的实践过程中，当咨询师对来访者有了更好的了解后，最初的诊断可能在后期被修改。经常回顾最初的诊断是治疗计划不可或缺的一部分。

当来访者在咨询中有一些改变后，咨询师可能也会随之改变，才能做出恰当的诊断。

沟通分析中心理诊断的方法　沟通分析实践中的诊断，不仅仅需要参考标准诊断手册，尽管这确实是诊断的一个步骤。咨询师通常还需要从沟通分析框架中获取各种各样的诊断模型。这样做的目的并不是简单地获得诊断标签，而是从来访者身上广泛收集信息，为治疗计划提供详细的指导。

作为当前诊断的标准手册，沟通分析师通常使用的《精神障碍诊断与统计手册》（第四版修订版）（DSM-IV-TR）是美国精神医学学会于 2000 年发布的（American Psychiatric Association, 2000[1]）。标准诊断的重要目标是为咨询师及其医学同事的沟通提供一种共同语言。因此，所选择的手册将是咨询师与精神科专业人员共同使用的手册。

诊断过程中经常使用的两种沟通分析模型，会在本书后面的章节中做充分的解释，它们不仅具有诊断功能，还可以为干预提供详细的指导。它们是：

● 扭曲系统（第3章和第6章）

● 漠视矩阵（第9章）

1　《精神障碍诊断与统计手册》（第四版修订版）（DSM-IV-TR）是本书出版前的最新版本，现在的最新版本DSM-5是在2013年5月发布的。

治疗顺序

治疗顺序的基本原理是治疗中有需要按照特定顺序处理的阶段。如果你忽略了这些阶段中的一个或多个，或者无序地处理它们，那么治疗效果可能会打折扣（Boyd，1976；Clarkson，1992：90-147；Erskine，1973；Joines and Stewart，2002：204-225；Pulleyblank and McCormick，1985；Stewart，1996a：34-38；Ware，1983）。

整个治疗顺序：从首次来访到个案结束

我以流程图的形式画出了图2.2，它总结了整个治疗顺序的典型阶段。当我建议你简单回顾这本书的前面一些章节时，你只需扫视流程图就能获取治疗顺序的鸟瞰图。当你阅读接下来的章节时，你可能希望时常回看这张图，以回顾治疗中的各个步骤是如何恰当地整合起来的。图2.2包括一些"指针"，用来显示每个主题中被详细讨论的章节。

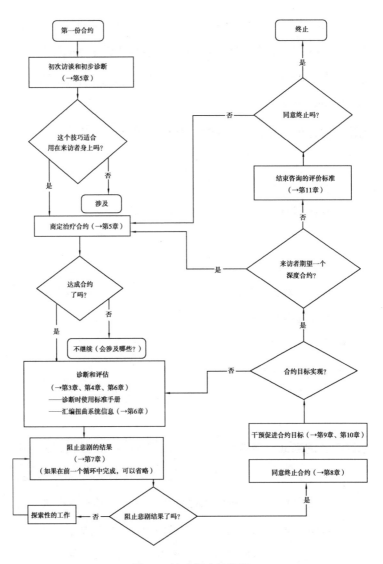

图2.2　治疗顺序流程图

为了回应之前旧版中的一些读者评论，我想在这里补充一点：我并不是要求你们记住这个流程图！相反，列出这个图的目的是当你回顾整个个案的进程时，你可以查阅这个结构化（见图2.2）的备忘录。

为了更好地填写图2.2上的技术信息，这里用日常语言总结了这些阶段：

- 接收个案：考虑一下你是否可以和来访者一起完成这段旅程。
- 评估：找出对方感到困扰的地方。
- 治疗合约：探索来访者想在哪些地方做出改变，并确定你是否愿意和他／她同行。
- 治疗方向：商讨达成合约目标的好方法。
- 干预措施：如何从现状到达目标。
- 结束个案：当达成治疗目标后和对方告别。

把治疗计划当成反馈过程

图2.2所示的闭环结构，强调了反馈在治疗计划中的重要性。在治疗的每个阶段，先前的治疗效果为治疗计划提供反馈。比如，你可能经常发现，当你从来访者对干预的反馈中获得了新证据时，就会修订对来访者的诊断。为此，你可能会修改治疗计划

的某些方面。当你做出这些改变时，和来访者商讨新的治疗目标就会可行，同样地，这也意味着，要进一步修改干预策略。

你会发现，反馈的理念在治疗三角中也体现出来了。三角形的三个角——合约、诊断、治疗方向——不仅彼此相关，也处于持续的动态互动中。如果其中一个发生改变，其他两个中的一个或两个也可能会随之改变。

每当你的来访者达成了你和他商定的合约目标之一，你们就可以共同选择是否继续。如果你们都选择继续，有必要的话，进入商定治疗合约的循环，然后再重新进行诊断；如果有一方选择不再继续，就结束个案咨询。

治疗计划的灵活性 图2.2中治疗计划的过程，看起来比较呆板。一旦你熟悉了这个顺序，你就可以更加灵活地应用。你可以根据自己的判断，忽略一些阶段或者在一次咨询中同时使用它们。例如，你可能并不会在来访者每完成一个合约目标时，都重新对诊断进行正式的评估。相反，关于来访者如何从一个阶段进展到下一个阶段，回顾诊断是一种不可或缺的、几乎是本能的思考方式。

评估和干预的步骤也紧密相关。它们经常一起改变而不是依次改变。比如，你会花几次咨询的时间和来访者探索过去的信念、行为、感受的模式，他一直在通过这些模式，制造痛苦。在构建这些模式的过程中，来访者会第一次清楚地意识到它们。这个察觉也会变成行为改变的第一步。"阻止悲剧的结果"和"商定治疗合约"在治疗顺序上，可能会重叠或者颠倒。

在治疗顺序上，各个阶段的时间表也有非常大的灵活性。同样地，很难在图上体现灵活性。有一种方法是，可以把图2.2中的箭头当成一种弹性化的策略。可以通过箭头体现时间表的灵活性。举个例子，对于某些来访者，你们可以迅速达成治疗合约，然后在干预措施上多花一点时间。对于另一些来访者，你可能需要花几个月时间来讨论他们想要什么样的咨询合约，但合约的建立本身就是来访者需要采取的主要行动。可以想象，整个咨询顺序可能在一次咨询会面中完成；而在另一个阶段，咨询甚至可能会持续几年。

现在，你应该对沟通分析典型的咨询顺序有一个大概的了解了。接下来，我们可以看看它背后的理论。沟通分析是如何解释个人问题和个人改变的过程的呢？

自我反思的空间

1. 合约式的方法是沟通分析实践的基础，当然也有其他的咨询模式很少或完全不用合约式的方法，但"合约式的方法"还是可以起一定作用的：它能持续地帮助人们改变。一些自我反思的要点如下：

a. 假定没有用合约的方法，其他形式的咨询模式如何发挥作用？

b. 如果我们放弃使用合约式方法，沟通分析是否仍能起作用？

c. 你认为，使用合约式的方法，有什么潜在的缺点？

d. 作为沟通分析的实践者，我们可以采取什么方法来最大限度地减少合约式方法潜在的不足，并最大限度地发挥它的优势？

2. 和第 1 条中谈到的 4 个方面相同，但应用在诊断中。

3. 和第 1 条中谈到的 4 个方面相同，但应用在治疗方向上。

2 规划改变的路径

拓展阅读

《沟通分析咨询的开展》（Stewart, 1996a: 23-48）中的观点1—5是关于一些基本原理和技术的建议，帮助你有效地制订治疗计划。

马克·威多森的《沟通分析：100个关键点和技巧》中的第5部分，讨论了治疗计划的各个方面，包括四种常用治疗顺序的比较回顾（Widdowson, 2010, 207-224）。

本书第11章总结了艾瑞克·伯恩（1961,1972）和理查德·厄斯金（1973）提出的治疗顺序。

勾勒出问题的结构

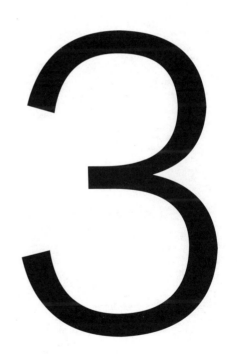

就像其他大多数咨询流派一样，沟通分析也认为，很多个人问题起源于童年。然而，对于它是如何发生的，沟通分析有自己独到的见解。在这个领域中，沟通分析的理论主要关注"生命脚本"的概念：我们每个人在童年时代所书写的个人生命故事。

在本章中，我主要想讲四个主题：

● 生命脚本的本质和起源。

● 人们在童年时代所形成的吸引他人注意力的策略。

● 人们在成年生活中如何保持这种童年策略，即便这些策略目前对她来说会带来伤痛和自我限制。

● 你如何使用这些知识制订有效的干预措施。

3 勾勒出问题的结构

动机和行为：基本假设

1. 所有行为代表的都是生存和满足需求的策略。

2. 如果一个人的行为给自己带来痛苦或适得其反的结果，这可能是：

○ 因为他对于自己行为的结果有不清晰的认知或者错误的认知；

○ 因为无意识之中，他重复使用了过时的童年策略。作为一个孩子，他认为这些策略是生存和满足需求的最好策略。但是作为一个成年人，它们并不适合现在的情境。

当来访者有不清晰的或者错误的认知

当一个人的问题是不清晰的或者错误的认知导致的，最首要的治疗方案是帮助他寻找到所需要的正确信息，而不是着手做咨询。举例来说，如果一个人来找你咨询减肥，但是你发现他对食物所含的卡路里、运动的效果等都一无所知，你最需要做的是给他推荐一本跟这些主题相关的好书，并建议他去阅读。相似的例子还有，如果一个人抱怨与人沟通有困难，你可以先建议他去参加一个与沟通技巧相关的口才训练班。一般来说，在开始正式咨询之前，查看来访者是否有不清晰的或者错误的认知，是个不错的方法。

当然，在咨询和信息提供之间，并没有一条明显的分割线。事实上，不总是"这个或那个"的情境：一个人的问题，可能一部分源于错误认知，一部分源于使用了过时的童年策略。如果是这种情况，你要使用提供信息和咨询结合起来的方式来进行反馈。在这本书的大部分章节，我解决的是咨询这部分问题。也就是说，当你和来访者在解决生命脚本问题的时候，你会用什么样的咨询策略。

生命脚本

早年时期，每个人都会对自己的生活有一个计划。这个计划就被称为生命脚本（Berne，1972；Erskine，2010；Steiner，1974；Stewart and Joines：2012：103-199）。很多时候，我们就简称它为"脚本"。

生命脚本以戏剧的形式构建，有一个清晰的开头、中间和结尾。脚本的结束场景，被称作"脚本补偿"。

成年生活中，一个人很可能会上演他在婴儿时期设计的生命脚本。他在做的时候很可能自己也没有意识到。在这种情况下，我们就称他"在自己的脚本中"，或者正延续着脚本中的行为、思考和感受。

早期决定

童年早期的生命脚本并不是仅仅由外在压力、养育者或者环境决定的。而是，为应对这些外在压力，儿童自己决定了生命脚本。为了说明这个观念，我们说生命脚本是个体决定的。由此可见，两个孩子面对一样的环境刺激，可能用不同的生命脚本来应对。

在脚本理论中，"决定"这个词语有其特殊含义，和它通常的字面意思不一样。孩子的早年决定并不是以成年人通常作决定时那种深思熟虑的方式做出的。相反，这些决定是以情绪反应的形式，通过非言语的方式做出的。它们也可能反映在人的身体上，表现为身体上的紧张。

如果你之前没有听说过"用非语言的方式做决定"，你可能会觉得有点奇怪。在这一章的后面，当我们讨论早年决定是如何进入扭曲系统的模型时，以及在第6章，探讨早期童年脚本信念的形成时，你将会找到一些例子和对这一过程的详细解释。

此时，用一个比喻来解释这种观点。假如有一只猫被某个高个子男人虐待过，那么从那时起，这只猫很有可能回避与所有高个子男人接触。想象你是那只猫。你是一种聪明的动物，但是不会说话。现在，在你自己的脑海中，"关掉语言功能"，这样你就像猫一样来思考。想一想像猫一样——不用语言——你会对高个子男人有什么样的"决定"。你是如何知道自己下了这样的决定呢？

脚本信息　　　　　　　　　尽管父母不能规定孩子的脚本决定，但却对他们的决定发挥了重要影响。他们是通过向孩子传递脚本信息来实现这种影响的。信息的传递可以通过言语和非言语的方式。早年传递给孩子的这种非言语的信息，很可能构成了这个孩子脚本决定的基础。脚本信息可能通过"命令"的方式来传递，例如"去死吧！""不要和别人靠得太近"。这些脚本信息也可能通过归因的方式来给出，即对"孩子是什么样人"的一个看法。有些看法是直接对孩子说的（"你好笨！"），有些看法是以第三方视角说的（"你知道的，小吉恩不强壮"）。这两种信息，都可以通过父母中的一方或者双方的榜样来体现。举例来说，一位母亲，她从来不允许自己对儿子表现出愤怒，可能向孩子示范了这样一个脚本信息：不能表达愤怒情绪。

脚本起源　　　　　　　　　为了在这个看起来经常充满敌意的世界中生存和满足自己的需要，一个婴儿的决定形成一套生命脚本，并成为他存活下去的最好的处世策略（Woollams，1977）。婴儿很小，而且在身体上很脆弱。在婴儿期，他准确地感觉到他的父母掌握着他的生死大权。作为一个蹒跚学步的孩子，他开始慢慢意识到，如果父母生气或者短暂离开，他也会生存下来。但他仍然觉得，父母有满

　　　　　　　3 勾勒出问题的结构

足他需求的能力，离开父母，自己的需求会得不到满足。他也会认为父母能决定现实：对他来说，父母说的肯定是对的。

婴儿体验情绪的方式与成年人不同，他们使用的模式被称为"现实检验"（e.g.,Eeikson，1950；Piaget，1951）。早年的决定就是在这个基础上产生的。这个婴儿的情绪体验可能是愤怒、绝望、害怕或者狂喜（Zalcman，1986）。他也没有成年人对时间的概念。因此，举例来说，当妈妈离开一段时间，婴儿可能会得出结论："妈妈走了，她有可能再也不回来了。这意味着，我会永远孤单一个人。"妈妈离开的这个行为就会带来恐惧、忧伤和愤怒。

在婴儿具体又神奇的想象中，婴儿可能会通过无言的决定来理解所发生的事情："妈妈走了，把我一个人留下。这一定意味着我出了什么问题，虽然妈妈没有告诉我是什么问题"。因此，婴儿做了一个试探性的脚本决定。这种过程可能会循环很多次，直到孩子得出确定的结论：自己出了什么样的问题。

尽管大多数早年决定是通过重复做出的，但婴儿有时也可能会对一个单一的，通常是创伤性的事件做出脚本决定。我的一个来访者玛利亚在回忆的时候说，第二次世界大战期间，她和姐姐躲在家里楼上的柜子里，当时敌军从他们家楼下破门而入。从那一刻起，她做了一个决定：我必须安静地待着并把自己藏起来，不然一些可怕的事情将会发生。

三种悲剧性的脚本结果

当年幼的孩子在构建自己的生命脚本时，她可能会决定生命有一个悲剧性的结果。脚本可能会有三种悲剧性的结果：

- 杀死或伤害自己
- 杀死或伤害别人
- 发疯

在第6章中，我将更多地谈到一个婴儿是如何为他的生命绘制一个悲剧性结局的蓝图。事实上，大多数对生命做出悲剧性结局决定的人并没有将它实施出来。但他们可能会花大量的时间，在意识之外，做各种各样自我限制的事情，作为对抗自杀、谋杀和发疯的防御。

因此，当代沟通分析理论非常重视预防这些悲剧的结果，将其作为个人改变中非常重要的一步。这样做的基本原理和技术，将在第7章中进行解释。

生命脚本和生命历程

无论悲剧与否，我们认为人生的最终结局不是由生命脚本决定的。伯恩（1972：53-56）将生命脚本和生命历程进行了区分：生命脚本是在婴儿时期计划的人生故事；生命历程是真实发生的。他认为，生命历程是以下四种因素交互影响的结果：

- 遗传
- 外部事件
- 生命脚本
- 自发性的决定

最后一个，是人们在当下用成年人的行为、情感、思考的能力做出的决定。它们可能包括其在咨询过程中做的关于改变的决定。

安抚和寻求安抚

到目前为止，在讨论生命脚本时，我已经说过它代表的是童年时代"生存和满足需求"的处世策略。在这个阶段，婴儿最基本的生存需求是食物和饮品、抚养者的庇护和陪伴。然后，随之而来的是对刺激和与他人沟通的需求。

伯恩（1961：78-79）的沟通分析理论强调，刺激的捕获作为一种发展性需求的重要性。他引用了斯皮兹（Spits，1945）和莱文（Levine，1960）等研究人员的观点。对于婴儿来说，一个非常重要的刺激来源是抚养者身体上的触摸，字面意义上，称为安抚。伯恩进一步拓展了"安抚"这个术语，不只是身体上的接触，也包括一个人对另一个人的象征意义上的认可。他认为，在成年生活中，我们仍然需要这种"安抚"，尽管我们已经学会了以象征和文字的形式接受它们。

如果你在学习沟通分析理论之前，已有另一种咨询模式的话，你可能已经把伯恩的"安抚"概念与人类对依恋的需求联系起来，鲍尔比（Bowlby，1969）和一些客体关系理论（例如Klein，1987）作者特别强调了这一点。对于这些理论家以及伯恩来说，依恋的需求在婴儿期第一次被感觉到，并在整个成年生活中仍然是一个至关重要的动机。

核心观点 3.2

安抚

1. 刺激饥渴是指对刺激和与他人接触的需求。这个是婴儿发展的核心需求。

2. 婴儿发展出一些策略来保持从他人那获得注意力和刺激的供给（通俗地说，安抚的供给）。

3. 在成年生活中，人们仍然需要安抚。他们学会接受象征性的安抚（例如语言和手势）以及身体上的接触。

4. 当成年后受到压力时，人们可能会无意识地恢复使用他在婴儿时期的寻求安抚策略。在这种情况下，其便进入了自己的脚本。

积极和消极的安抚　　安抚在传统意义上，可以分为积极的和消极的：

- 积极的安抚是指给出安抚的人想对接受的人传递出愉悦。
- 消极的安抚是指给出安抚的人想对接受的人传递出不愉悦和不欢迎。

每种安抚都能通过语言和非语言的方式传递。

为什么人们会寻求消极的安抚　　在你的咨询经验中，你可能会注意到，有些人似乎一次又一次地让痛苦的事情发生在他们身上。不同的咨询流派，对解决这样自相矛盾的行为有不同的方法。沟通分析理论，用安抚和生命脚本这些概念来解释。

任何父母，无论他们多么有爱心，都无法给婴儿提供他所需要的所有积极安抚。从婴儿的角度看，总有一些情境，会有令人害怕的可能性——安抚的供给可能会枯竭。她把这个视为生死攸关的事情。因此，每个孩子都发展出一套从照顾者那里索取安抚的策略。她不断地测试和完善这些策略，了解哪一个策略在家庭中最好用。

婴儿很快就会发现一件事情，当积极的安抚似乎耗尽时，他可以做很多事情来获得消极的安抚。当妈妈似乎不愿意抱他的时候，他可以发脾气。这时妈妈确实是会注意到他，即使是通过皱眉或者严厉地说话的方式。婴儿满足了自己与生俱来的对刺激的需求，尽管他这样做的方式对他来说意味着痛苦。无意识地，他跟随了一个简单的原则：任何安抚，都比没有安抚要好（Stewart and Joines，2012：78）。这里，我们可以再次用依恋理论的语言来表达这一观点：与其面临令人恐惧的被抛弃的前景，不如保持依恋，即使这种依恋是痛苦的。

当婴儿长大成人，他可能有时也会进入脚本。当他这样做时，他就会重复童年时期策略。在无意识中，他害怕安抚的供给会消失。然而他会相信，积极的安抚供给比较难获得。他的应对方法是创设一些情境，在这种情境下，其他人很可能会给予他一些让他痛苦的消极安抚。

当他成年后，他意识不到他为什么会创设这些情境，也意识不到这是他的婴儿动机。因此，每当他获得了一个痛苦的结果和收获了消极安抚时，他都很想知道为什么他会反复进入这种情境。这是很多重复的痛苦模式产生的基础，在沟通分析中，我们称之为心理游戏（详见第6章和第9章）。

将安抚当成强化　很多行为的目的是得到安抚。因此，当一个行为让他获得了想要的安抚，未来这个人很可能会更多地重复这个行为。从这个意义上讲，我们可以说，安抚强化了这种行为。

由于人们在寻求积极安抚的同时，有时也会寻求消极的安抚，这就印证了在做出追求积极回应的行为的同时，有时也会做一些获得消极回应的行为。

安抚带来的不仅仅是强化行为，也包括生命脚本。假设一个人，重复某种脚本信念，他的行为、想法或者感受就在某种程度上表达了这种信念。如果这时他人对他的这些行为、想法或者感受做出了安抚的回应，他很可能会将他人的安抚看成他脚本信念的强化。因此，他可能会比以往更加坚定地持有这些脚本信念。

在本章的最后一节，我将讨论，如何用一种直接安抚的方式，来促进来访者在咨询中的改变。

脚本信念是如何维持的

作为成年人，我们将原始的脚本形成过程留在了过去。然而，我们现在依旧在执行脚本，通常我们意识不到我们在这样做。在有压力时，我们会退回到我们旧的策略中。不幸的是，在成年人的环境下，这些策略有时可能是自我设限或者是痛苦的。

生命脚本是如何维持的

1. 童年时期所做的脚本决定以脚本信念的方式进入成年生活。

2. 在成长的过程中，脚本信念从意识中被压抑。

3. 当成年人面临压力时，人能无意识地重复呈现脚本信念。在这种情况下，他被认为是在自己的脚本中。

4. 在脚本中，人们通过再现童年策略的方式来应对当下的压力。

5. 这些策略很可能带来与童年相似的结果。

6. 在无意识中，这个人将这些结果视为脚本信念的强化。因此，每次重复这个过程，他都会比以往更加坚定地坚持自己的脚本信念。

扭曲系统

为了解释脚本维持的方式，理查德·厄斯金（Richard Erskine）和玛丽莲·查克曼（Marilyn Zalcman）1979年发明了一套系统，被称为是扭曲系统，在图3.1中呈现。这个图解释了当一个人在脚本中时，他进入封闭、自生自存的信念、行为和感知系统的方式。

"环形循环"这个词语在这里是技术意义上的。它指的是人们在脚本中，一组重复的行为、思考和感受的模式。对扭曲系统的详细解释，将在后面的第6章和第9章进行。

厄斯金（Erskine）和穆森德（Moursund）1988年对这个模型进行了修正，我们称之为"脚本系统"。

脚本信念和感觉

图3.1的左栏，显示了一个人对自我、其他人和生活品质的脚本信念。每一个脚本信念都是这个人在童年时期做的一个脚本决定的映射。

厄斯金和查克曼（Erskine and Zalcman）将脚本决定看作婴儿试图理解未满足的需求和未完成的情绪表达。对于一个婴儿来说，总有一些时候，情绪的表达并没有让他从照顾者那里得到想要的回应。当这一过程持续发生时，婴儿很可能会使用认知调整的方法来减轻未满足需求带来的不舒服的感觉。他对自己的需求没有被满足会做出一个解释。他会使用这些解释让自己暂时感觉好一些。随着年纪的增长，他会更加频繁地使用这些解释来宽慰自己。但是对于婴幼儿来说，他们通过婴儿期典型的神奇思维来获得这些非语言的"解释"。

举例来说：如果一个婴儿不断地伸出手想和母亲进行肢体接触，但是母亲没有给予回应。这个婴儿经历了可能被抛弃的恐惧（Zalcman，1986）。他逐步提升情绪的表达，通过尖叫的方式，但是他的妈妈还是不回应。最后婴儿筋疲力尽，停止尖叫。于是他始终处于原始需求未满足、情绪表达未完成的状态。

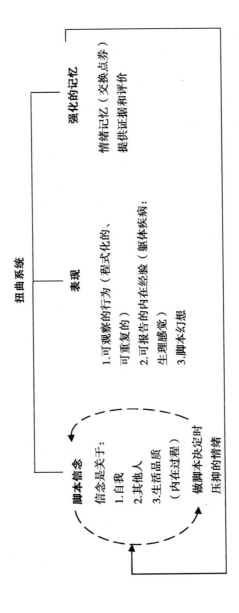

图 3.1　扭曲系统

扭曲系统

脚本信念

信念是关于:
1. 自我
2. 其他人
3. 生活品质
　（内在过程）

做脚本决定时
压抑的情绪

表现

1. 可观察的行为（程式化的、可重复的）
2. 可报告的内在经验（躯体疾病：生理感觉）
3. 脚本幻想

强化的记忆

情绪记忆（交换点券）
提供证据和评价

3　勾勒出问题的结构

为了释放在这种情境下不舒服的情绪，孩子可能会这样解释："我不值得被关爱。"如果经过一段时间的强化，这很有可能会变成这个孩子对自己的基本信念。在这个孩子未来的发展中，他可能会通过增加这样的信念进一步完善自己的解释：我不值得被爱是因为我有严重的问题。

这种解释也意味着，对婴儿来说，继续表达自己最初的情绪是没有用的。无论他多么声嘶力竭地表达，他的需求都不可能被满足。于是，他以压抑情绪的方式来应对。他甚至决定不再去感受它。这个被压抑的情绪也展示在扭曲系统的左栏里（见图3.1）。

现在假设，当成年后他遇到了一个有压力的情境，这个情境在某种程度上跟他在脚本决定中的情境相似。在我们的例子中，这很可能是被一个重要的女人拒绝身体接触。尽管他并不能意识到两者之间的关联，但是他还是很有可能会将小时候被母亲创伤性拒绝的经历与之相联系。他可能再次经历他在那个时候经历的痛苦。这种痛苦的情绪像与之关联的记忆一样，也是在意识层面意识不到的。

当他开始再次经历这种不舒服，这个人很可能尝试用婴儿时期一样的方法来解决。他内在会再一次陈述脚本信念，用一种全新的方式来解释自己的感受。在我们的例子中，这个成年人很可能会无意识地告诉自己："是的，就像我想的一样，所有重要的女人都会拒绝我，这更加坚定了我是不值得被爱的，那是因为我有严重的问题。"

因此，通过重复他的脚本信息，他"证明"了原始情绪仍未被安抚这个事实。就像他在婴儿时期做的一样，他得出结论："尽管我很害怕，我还是不能满足自己的需求。因为我一点也不值得被爱。因此，表达出自己的害怕情绪毫无意义。事实上，我甚至不会让自己感受到我有多害怕。"

脚本信念和被压抑感受的交互作用，构成了一个反馈循环，在图3.1中用虚线圈来表示。整个过程都是在内心发生的，还在人的意识之外。

这是一个封闭的系统，在这个系统中这个人并没有更新脚本信念，让其适合当下的现实。在例子中，每次他都不断重复自己的脚本信念，从婴儿的视角解释自己的需求为什么不能得到满足。他这样做，就排除了其他更加适应当下情境的可能解释。例如，那个女人可能并没有真正地拒绝他；就算她是真的拒绝了，这也并不意味着这个男士不值得被爱。最根本的是，他忽略了当下的现实：即使他碰巧被一个很重要的女人拒绝，他也能够作为一个成年人生存下来。

扭曲系统的表现

当一个人进入内在心理过程，他会有很多不同的表现方式，厄斯金和查克曼（Erskine and Zalcman，1979）将这个过程称为扭曲系统的表现。它们都被列在扭曲系统这张图的中间一栏（见图3.1）。它们可能包括可观察的行为、可报告的内在经验和

　　　　3　勾勒出问题的结构

脚本幻想。当一个婴儿表达自己的原始感受却不能让自己的需求得到满足时，他会通过尝试这些策略来让自己的需求得到满足。当一个成年人进入他的脚本时，他可能不断重复这些旧的模式。继续我们刚才的案例：如果表达自己的恐惧情绪没有得到母亲的关注，却让妈妈发怒了，那么他就学会了用生气的情绪来替代恐惧这种原始情绪。因此他认为，表达生气的情绪是吸引其他人满足自己需要的最好方法。

需要承认的是，如果他母亲立刻给婴儿回应，那么母亲自己的状态是生气和不满的。她回应婴儿的方式可能是咆哮，甚至摇晃他和打他。但至少妈妈给了婴儿一些关注，这对婴儿来说远比那种令人恐惧的被抛弃感要好得多。过一段时间后，婴儿会得出一个结论："如果我想获得一些关注，哪怕是消极的关注。我能使用的方法就是发脾气，直到这个重要他人很生气，然后给我带来我所需要的关注"。

当一个成年人在脚本信念中时，他重现这些儿童时期的策略，及其所伴随的情绪。只要这些脚本信念仍然没有被处理，这些行为和感觉会不断重现，就像他想要去解决自己孩童时期未满足的需求一样。

有时，扭曲系统的表现是对脚本信念的一种对抗，而不是一种表达。再想想这个人在孩童时期认为自己是不会被爱的。当他成年之后，他可能会不自觉地对抗这种信念，通过像唐璜那样的花花公子似的不断地寻求性接触来实现这一目的。

来访者除了展示扭曲系统中的那些外显行为，还可能会经历内在的感受，例如紧张、肌肉疼痛，或者身体不适（脸红或者消化不良）。

脚本幻想　来访者也有可能会陷入一些拓展脚本信念的幻想中，查克曼（Zalcman，1986）将之称为脚本幻想。

继续我们的例子：这个人在童年时期可能会幻想，人们在背后议论自己，并彼此讨论所有"他错了"的地方。这些幻想经常围绕着这个想法"最糟糕的事情将会发生"。但是，有时也会描绘一些浮夸的场景"最好的事情将会发生"。例如，这个男人可能在内心有一个理想化的女人给他无尽的爱和关注。无论"最好"还是"最糟糕"，这在成年人的世界中都是不切实际的。

记忆强化

每次当一个成年人使用他的儿童策略，都很可能会带给他与童年时代相似的结果，也会给他带来与童年时代相似的情绪。因此，每当这个过程被重复，他都会无意识地跟自己说："这个世界果然和我所想的一样。"

他可能会对所有结果都构建起一系列记忆。当在脚本中时，他都会回忆起这些记忆。它们会不断提供证据来支持脚本信念，并且不断强化。在扭曲系统的右栏，我列出了这些强化的记忆。通过这些不断重复的强化过程，另一个封闭的循环得以呈现。这是图3.1中实线圈出来的部分。

每一个强化的记忆，都伴随着相应的情绪。当一个人唤起了他的记忆，他也随之唤起了与记忆相随的情绪。不断重复记忆，他也将不断经历所储藏的情绪。伯恩（1946b）用幽默的表达方式"赠品兑换券"来形容这些储藏的情绪。例如在有些超市，当顾客购物时，会被赠送一些彩色的兑换券。当顾客集齐足够的兑换券时，他就可以兑换免费礼物。同样地，当一个人在脚本中时，他会积攒一些情绪兑换券。最终，他可能将它们兑换成脚本结果，例如头痛、争吵、诉讼，或者自杀[1]。

对于每个人来说，在现实生活中总会有一些情境、行为是不支持脚本信念的。然而，当一个人在脚本中时，他通常会把这些场合从他的记忆中抹去。他的记忆会被强化，包括幻想事件的记忆和真实事件的记忆。

说到这里，我们已经完成了个人问题是如何形成的，以及个人问题在成年生活中是如何维持的这一基本框架。接下来要讨论的问题是：你会做些什么，来帮助他们解决这些问题？

1　　有一位评论家向我指出，尽管"赠品兑换券"在历史上有一定的作用，但是现在很多商店使用"积分卡"的方式，两者的作用是一样的。他说，尽管很多时候两者并没有明显的改变。但事实是，沟通分析依旧沿用伯恩最早的理论，使用"赠品兑换券"这一术语。

咨询师的任务

脚本的反义词是自主。当一个人能够自主思考时，她会调动她所有成年人的资源来解决当下的问题。她会根据当下情境对问题做出回应，而不是重复过去学习的那些自我设限的策略。

因此，作为一名咨询师，你的任务可以概括如下：

面对脚本——激发自主意识　无论你选择哪种具体的治疗技术，这依旧是干预的基本目的。

核心观点3.4

心理咨询的目标

1. 有效的心理咨询是面对脚本，并邀请来访者自主思考。

2. 一次有害的干预，是让来访者又一次强化之前的脚本。

3. 一次无效的干预，是与来访者进入或退出脚本没有任何关联。

这里，我所谈的是，激发自主意识和邀请来访者强化脚本。这里必须强调沟通分析的哲学基础：我们不能改变其他人，无论是变得更坏还是更好。其实所有的改变都是来访者自己来决定的。你的技巧只是给他提供一些在现实社会中可能使用的选择。这样

做，你就正视了他的信念——他仍然局限在他小时候所拥有的资源中。

治抗的含义

在沟通分析的使用中，对抗并不是指使用激进的或者严厉的干预方式。它是指你邀请来访者在当下的现实中测试他的脚本信念。

认可和改变

对抗的反义词是安抚。在这里，给予安抚意味着提供某种类型的认可和奖励（参看本章前面的"安抚和寻求安抚"这一节）。在沟通分析的技术领域，我们可以这样表述：

● 一次有效的干预,面对脚本,激发自主意识。
● 一次失败的干预,是安抚了之前的脚本。

从本章之前的讨论中，我们已经知道安抚是一种邀请来访者重复被安抚的行为和感觉的强大手段。因此，无论何时，只要你的来访者脱离脚本进入自主思考的情形时，你就可以通过给他提供一种安抚的方式，来帮助他稳固这种变化（Goulding and Goulding，1979：94）。

同样重要的是，你不要安抚他们的脚本信念，及其相伴随的行为和情绪。在咨询中，你不要故意表扬一个人的破坏性或者痛苦的行为。当一个人在脚本中的时候，他很渴望外部世界来强化他的脚本信念。因此，他可能时不时地、不自觉地邀请你进入他的那些脚本信念中。他可能会通过言语或者非言语的方式来进行，而且他往往意识不到自己在这样做。举个例子，他可能：

- 说一些轻视自己、咨询师或者周围其他人的话，并且希望咨询师能认同。
- 当说到一些痛苦事情的时候，大笑。
- 说自己想要的东西，但并不向咨询师要。
- 表现得很无助，并且希望咨询师来帮他解决自己的问题。
- 用发泄的方式表达情绪，但是并不能改变什么。
- 说一些与行为不一致的话和传递一些这种信号。

你需要做的是发现这些脚本信念并帮助他消除。在第9章，我将阐述你能做些什么。

对扭曲系统的干预

在扭曲系统中，心理咨询的目的是帮助来访者从旧的循环中挣脱出来，用一些新的选择来代替。

需要注意的是，阻断扭曲系统和永远摆脱它，是有区别的（Zalcman，1986；Erskine and Moursund，1988）。为了永

3 勾勒出问题的结构

远摆脱扭曲系统，要做两件事情：

- 更新脚本信念。
- 解决伴随着这些脚本信念的感受。

伴随着一个人这两方面的改变，他可以继续实现构成系统其余部分的行为、思想、感受和身体模式的永久改变。就好像脚本信念和感受是整个循环系统的核心。

相反，如果一个人不改变脚本信念和感受，而仅是改变系统里的其他一环，将会发生什么呢？举例来说，如果一个有习惯性社交回避的人，鼓起勇气去参加一个社交俱乐部，并和不止一人会面。这个行为就不是扭曲表现，而是一个真正的改变，因为打破了他预计的循环。

但是，如果他的脚本信念和感受没有改变，他很可能很快就会找到其他一些确认脚本信念的事件。在我们的例子中，这个人可能走进社交俱乐部，选择和一些人说话，但这些人又会由于他自身的脚本，让他感受到冷漠和不屑一顾。经历了这些拒绝，他很可能又无意识地对自己说："好吧，一直以来我的理解都是对的，与人接触是不安全的。"

因此，如果你用扭曲系统作为干预的指导，你最主要的任务是帮助你的来访者更新他的脚本信念，并解决伴随脚本的情绪。

关注这个系统的其他部分也是很有必要的。来访者现在的问题，就是他的扭曲系统的表现。你可以选择让你的来访者打断这个系统中的任意一环来进行最初的干预。你可以让他改变他的思考方式、情绪和行为，或者改变他使用身体的方法（Erskine and Moursund，1988）。这个最初的改变可以给你和来访者提供一把钥匙，对脚本信念和感受做出更本质的更改[1]。

自我反思的空间

1. 假如你正在书写你生活中的故事，找一张纸，写下以下问题的答案。快速地凭直觉来写，写下你脑子里的第一反应。

○ 你故事的题目是什么？

○ 这是一个什么类型的故事？开心的还是忧伤的？成功的还是悲剧的？有趣的还是无聊的？使用你自己的词语，将它们写下，就像你想的一样。

○ 用一些句子来描述结束的场景：你的故事如何结尾？

1　在第11章中，我们处理"结束咨询"时你会看到埃里克·伯尔尼（1961，1972）将"治疗"过程描述为四个连续的阶段。他的前两个阶段——社会控制和症状缓解，与我们这里所说的"中断球拍系统"密切相关。当一个人"从球拍系统中挣脱出来"时，他正在实现伯尔尼建议的第四个治疗阶段，即脚本治疗。

　3　勾勒出问题的结构

2. 自我反思的工作最好两人一组来完成。一个是讲故事的人，一个是倾听者。如果你自己一个人作反思，我建议你先把故事录音，然后播放录音，并反思以下问题。接下来你假设自己跟一个搭档一起工作，而你是第一个讲故事的人。

选择你最喜欢的一个故事。它可能是一个你能回忆起的传说、一篇小说，或者一个古老的神话，一部电影，或者其他任何形式的故事，可以是阅读过的也可以是你听到的。甚至，你可以自己编造一个故事。

将你选择的这个故事，用你自己的语言告诉你的同伴。用五分钟时间来讲述这个故事，用另五分钟来考虑以下问题，并和同伴分享自己的想法。

○ 如果你所说的这个故事想告诉你一些和自己生活有关的事情，你觉得它想告诉你什么呢？

○ 如果你在童年时代第一次听这个故事，你觉得这个故事怎么样呢？

○ 现在你觉得这个故事怎么样呢？

○ 你想以任何方式改变这个故事吗？

然后，调换故事的诉说者和聆听者，再次重复刚才的过程。

3. 用你的直觉回答这个问题：成为一名咨询师和治疗师，符合你生命脚本中的故事吗？

需要强调的是，当一个人要对他的脚本信念做出改变时，他需要进行一系列的行为练习，将这种新的模式整合进他的生活。我将在第10章讲述这个点。

本书的第二部分我将把扭曲系统当成评估和干预的基本组织框架。

沟通分析框架还有一个非常重要的元素，将在第4章和第11章阐述，它就是自我模型。这是沟通分析理论和实践中一个非常重要的人格模型。

拓展阅读

在《今日TA：人际沟通分析新论》的第四部分，范恩·琼斯和我一起，对目前的脚本理论给出了详细的说明。扭曲和扭曲系统在第六部分中被分别讨论（Stewart and Joines, 2012：103-188；225-249）。

关于生命脚本的经典资源是克劳德·斯坦纳的《生活在脚本中的人们》（Steiner, 1974）。如果你对进一步探索脚本的理论和实践感兴趣，我建议你通读斯坦纳的书籍，这是非常有帮助的。

艾瑞克·伯恩的《人生脚本——说完"你好"，说什么？》（Berne, 1972）一书主要聚焦于生命脚本。直到1970年他去世的时候，伯恩还在修订这本书的手稿，这本书直到作者死

3 勾勒出问题的结构

后才出版。我认为，这本书展示了未完成版本的效果。这是一本布局凌乱的书籍，经常从一个观点跳到另一个观点。它包含了对脚本的属性和角色非常深刻的洞察；它也提出了一些对沟通分析的观点，这些观点现在已经消失了。我建议你浏览此书，并从你自己的角度上看伯恩的哪些观点是非常惊艳的，哪些观点是不值得学习的。

理查德·厄斯金编辑的学术论文集《生命脚本：无意识关系模型的沟通分析》（Erskine, 2010）包含了一系列谈论生命脚本的现行理论和实践的论文。它主要是针对已经获得心理咨询师资格证的读者。

走出过去面对现实

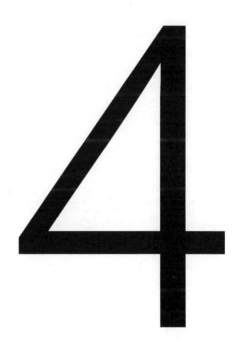

第3章反复出现的主题是过去和现在的区别。有时，一个人的行为、想法和感觉是对他当下情境的直接反应；有时，他的行为、思考和感受是对自己过去经历的反应。

在本章，我提出一个模型：聚焦于过去和现在的区别。它被称为自我状态模型（Berne，1961，1966；Clarkson，1992：40-54；Erskine and Moursund，1988；Sills and Hargaden，2003；Stewart，1992：22-31；Stewart and Joines，2012：11-55）。

自我状态模型的基本理念是很明确的。它就是，你可以通过观察，可靠地判断某人的反应是对现在的情形做出反应，还是重复过去的模式。

本章有两节，第一节，我将概述自我状态的理论。第二节描述如何在实践中辨识出自我状态。其中包括拓展的"实践清单"，你可以用它提高自我状态诊断水平。

我把本章放在第一部分，而不是放在第二部分，是因为自我状态模型是沟通分析理论的基础。同样地，如何辨识自我状态是沟通分析实践的基础，无论你将其应用于哪个领域。

核心观点 4.1

自我状态模型

1. 在某些时候，一个人的行为、想法、感受会重演他自己的童年。这时，他被称为处于儿童自我状态。

2. 在某些时候，一个人的行为、想法、感受是模仿童年时期父母或者父母的做法。这时，他被称为处于父母自我状态。

3. 当一个人的行为、想法、感觉既不是童年的重演，也不是对重要他人的模仿，而是对当下现实的直接反应，这时，他被称为处于成人自我状态。

自我状态理论　　　　　　在日常沟通分析运用中，我们通常简称为这个人在"儿童自我状态""父母自我状态""成人自我状态"。

自我状态的定义　自我状态模型关注的是人们呈现人格的三种方式。每一种方式是由一组外显的、可观察出来的行为来定义的。该模型接下来断言，每一组行为将始终伴随着一组代表自我状态的思想和感受。虽然这些想法和感觉不能被直接观察到，但可以通过提问来核实。

关于"自我状态"的定义，伯恩（Berne，1966：34）提出如下观点：与感受和经验模式相一致的，直接导致的行为模式。目前还没有研究显示出自我状态在大脑或是身体中占据的位置。事实上，自我状态是无形的，它们只是名字。我们用"儿童自我状态""父母自我状态""成人自我状态"这三个标签为三种不同的行为、思考和感受命名。

自我状态和时间维度　时间维度是伯恩自我状态模型概念里非常重要的内容。当一个人处于"儿童自我状态"时，他是在重演自己过去的行为、思考和感受，也就是他的童年。伯恩强调了这一点，把儿童自我状态称为"过时"的自我状态。

当一个人处于"父母自我状态"时，他的行为、思考和感受不加鉴别地从父母（或是其他具有父母般影响力的人）复制而来。为了表达这一点，伯恩形象地把父母自我状态称为"借来"的自我状态。

在伯恩看来，只有在"成人自我状态"的行为、思考、感受才是针对此时此地发生的事件的反应。

如何让自我状态模型起作用？　当我们总结自我状态模型的时候，它在咨询中的实际作用就

4　走出过去面对现实

变得清晰起来：

- 该模型认为：三种自我状态模型是可以通过观察和提问很好地区分出来的。
- 你可以从（他／她反应）即时反馈来确定来访者是否：
  ○ 重演他的童年（儿童自我状态）。
  ○ 模仿父母（或是其他具有父母般影响力的人）的行为、想法、感受（父母自我状态）。
  ○ 直接针对此时此地发生的事件的反应（成人自我状态）。
- 通过学习区分我们自己自我状态的类型，你可以通过这三种自我状模型监测你自己对来访者的反应。
- 这些知识可以反过来帮助你和来访者选择你们想要做出哪些反应。

另一个学习自我状态模型的现实原因是，它是沟通分析理论的重要基础。

辨别自我状态

学会辨认自我状态的切换是沟通分析实践最基本的技能。伯恩（1961：66-69）列出了四种自我状态的诊断依据：

- 行为的
- 社会的
- 历史性的
- 现象学的

他强调，在可能的情况下，四种方法都应该使用，最好按照上面给出的顺序来。

行为诊断

行为诊断是通过观察行为线索来判断自我状态。主要有以下线索：

- 词汇(语言)
- 语调
- 手势
- 肢体动作
- 面部表情

也有更细微的生理线索，比如呼吸、心跳的改变。

行为线索：标准还是特有的？ 当一个人处于"儿童自我状态"时，他不只是行为上像儿童。他的行为是他自己童年特有的行为方式。当处于"父母自我状态"时，他的行为从他父母（或是其他具有父母般影响力的人）独特的行为那里学习来的，而不是一般父母的典型行为。

由此看来，每一个人都会有自己一些独特的行为线索来推测自我状态。比如，我自己"父母自我状态"的线索，我会参考我父母或有父母般有影响力的人，如幼儿园老师和学校老师他们的行为。然而，我表现出来的"父母自我状态"行为线索和你的会不一样，因为你的父母形象与我的不同。

关于自我状态辨别的实践研究，尤其是斯蒂尔（Steere，1982）所做的研究，证实了每个自我状态的详细行为线索对个体来说是独特的，而不是普遍的。

实践中的行为诊断方法 鉴于行为线索在评估自我状态中存在个体差异，那么行为诊断如何实现呢？

答案是尽管自我状态行为的细节存在个体差异，但有一些共同的行为信号经常表明特定的自我状态。其中的原因不难发现。即使我的父母和你的父母不一样，但"父母大体形象"在掌控（控制）和照顾孩子的某些典型行为上是一致的。同样，尽管我们是不一样的孩子，但我们在适应或反抗父母的指示时，或在以一种自发的方式行事时所表现出的"儿童大体形象"是有共同点的。因此，当你密切关注"父母般"或"儿童般"的行为时，你就可以做行为诊断了。然而为了更充分、有效利用自我状态模型，你需要意识到，基于这些一般线索做出的判断仅仅是一个起点。

为了提高行为诊断的可靠性，你要编制一张详细的清单，列出每一位来访者独特的自我状态行为。这就需要你持续观察来访者，还要持续观察并做出对照来访者时时刻刻的感受、想法、信念变化的报告。如果不做报告，你就不能很好地检验你对来访者自我状态行为的直觉判断准确与否。

通过这种持续的交叉检查过程，你会提高行为诊断方面的技能。伯恩赞扬了直觉判断的使用，令人惊讶的是，直觉判断经常能够准确地解读一个人的自我状态。然而，伯恩得益于在自我状态模型框架下与来访者工作的多年中，一直在将自己的直觉判断与来访者想法、信念和感受的报告进行交叉核对。他深知反馈的重要性，强调：在行为诊断中，只要有机会就要做社会诊断、历史性诊断（过去）、现象学诊断。

社会诊断

在社会诊断过程中，你可以通过他人的评价来评估来访者的自我状态。这是基于这样的观察：如果一个人表现出一种特定的自我状态时，他就会可靠地邀请另一个人产生一种互补的自我状态。比如，他表现出"儿童自我状态"，他可能会得到"父母自我状态"的回应。如果他表现出"父母自我状态"，可能会激发别人的"儿童自我状态"。如果他表现出"成人自我状态"，对方则可能会以"成人自我状态"来回应。

你可能会问自己："社会诊断不就是把行为诊断应用于两个人而不是一个人？为什么要单独列出来当成一个诊断方法？"就我的经验看来，社会诊断的实际用途主要是帮助你跟进你自己和来访者之间自我状态的切换。比如，当你意识到：你对来访者在情感、行为上表现出"父母自我状态"时；或比如当你处于类似要惩罚或斥责他们的状态时，社会诊断会引导你寻找你的来访者处于"儿童自我状态"的线索。当然，为了让这种诊断方式更有效，你需要发展出意识到自我状态变化的技能。提高这种技巧的一个很好的方法是，把咨询的会话录音交给督导师，并与你的督导师一起关注你和来访者所表现出的自我状态的切换。

如果你熟悉心理动力学的咨询语言，你会意识到，运用社会诊断过程要有对来访者"反移情"的知觉。按照当前心理动力学的说法，"反移情"从广义上就是你从过去经验中提取出的感受、想法、反应的总和，并将其"安放在当前与你相关的另一个人面前"。我们可以用沟通分析的语言来表达相同的想法：我们常常给他人放上不同的"脸"。这些"脸"是从过去的某些人身上获得的。有时候，我们可能给别人安放上"父母状态的脸"，在这种情境下，我们很可能以"儿童自我状态"与他们发生联结；或我们可能给别人安放上"儿童状态的脸"，并且在和他们产生联结时我们就好像是他们的父母一样[1]。

在传统的精神分析语言中，当来访者给咨询师安放"状态脸"时，这个过程被称为"移情"；当咨询师向来访者安放"状态脸"时，这个过程被称为"反移情"。在今天看来，人们普遍认为，整个过程是双向且相互作用的，来访者和分析者都有可能彼此安放"状态脸"。

因此，回到我们关于社会诊断的例子中来：如果来访者让你感觉到自己像父母一般，那是因为在那一刻你给来访者"安放了一张儿童自我状态脸"。在社会诊断中，假设你的来访者邀请你这样做，事实上你在和他的"儿童自我状态"（并在你身上放一张父母的脸）沟通。当然，来访者的"邀请"是他的无意识作祟。作为咨询师，你的任务是监控你自己的反应，并尽可能使之在你意识觉察之下。这个过程要求咨询师提高和利用对自我状态辨识的技能。

你会发现，社会诊断可能比我们前面描述的过程更加复杂。再次强调，谨慎的自我觉察是提升自己意识到你对来访者安放"状态脸"和来访者对你安放"状态脸"的关键。

1　本书不详细讨论不同笔者眼中的"移情"和"反移情"，沟通分析和心理治疗与咨询中的书中也不会详细讨论。因此，我希望这里提出的"反移情"能满足实际应用。无论如何，伯恩原始著作里提出的自我状态、沟通和脚本已经是移情和反移情的理论，并且一直都是（cf. Erskine，1991；Stewart，1992；36-39）。关于移情和反移情在沟通分析中更多的作用，请参考 Clarkson，1992：148-174；Cornell and Hargaden，2005。

　　　　　　　　　　　　　4 走出过去面对现实

历史性诊断

在历史性诊断过程中，你可以问来访者一些关于他童年或是他童年里重要他人的问题，以核对自我状态评估的行为诊断线索。这依赖于这样一个事实，"儿童自我状态"指定了一个人童年时期材料的重播，而"父母自我状态"借用了来自父母或具体像有父母般有影响力的人。因此，如果你看到一个人展现出的行为模式似乎符合你对"儿童自我状态"的直觉概念，你可以问这样的问题来这样进行历史性诊断：

"现在这样的行为方式,是否让你想起来了童年的一些事情?"

你可以接着继续提问：

"当你这样做的时候,你脑子里在对自己说什么呢?"
"这是你小时候对自己说过的话吗?"
"那时候,你几岁呢?"

如果你观察到来访者表现出来的行为类似"父母自我状态"，你可以这样提问：

"保持这个姿势一会儿。你小时候父母中有谁用过这样的姿势吗?"

对于"成人自我状态"的历史性诊断，我们依赖于"成人自我状态"定义的"差异性"。如果你直觉来访者表现出类似"成人自我状态"的时候，你可以通过历史性诊断来发现他是否在重演童年模式或者模仿父母般重要他人。如果不是，我们对"成人自我状态"的判断就得到了支持。

现象学诊断

有时候，这个人不仅仅是想起过去的一些事件，而是重新体验它们，就像它们发生在当下一样。当这种情况发生，你就有了现象学诊断的材料。比如，咨询过程中来访者在体验小时候的丧失事件时，他这时候可能会再次体验小时候的悲伤，出现两眼泪花。这时，不仅仅是表现出"儿童自我状态"的线索，同样他还再次体验了童年经历的那个场面和与之相伴的情绪。

实践清单4.1

辨别自我状态

如果你想按照沟通分析的治疗步骤来接待来访者，请现在先选择你的来访者。你可以从已有的来访者中选择，或者从新个案中选择。

为了更好地辨别自我状态，你最好把整个咨询过程拍下来或者录音。记录过程是沟通分析咨询的标准实践做法，因为沟通分析非常重视来访者和咨询师之间的实时互动。如果你的

　　　　　　　　4 走出过去面对现实

实践过程不允许你记录，我给你的第一个建议是重新协商。如果你的请求还是没有被允许，那我下一个建议是，你可以在私人执业中见一些来访者（如果你个人的道德标准允许你这么做），并至少获得咨询录音。即使你不能做记录，你可以用记录本随时记录互动过程和你对互动过程的回忆。但随时记录和回忆无法替代录音和视频，在下面的段落中，我假设你在记录你的咨询过程。

（a）行为线索的初步辨识

利用直觉对来访者自我状态切换的行为线索，做一个初步的评估。反复播放你的咨询过程录音，从视频或是录音中寻找出自我状态的线索。

在最初阶段，主要是单纯利用你的直觉来判断你的来访者是否在重演他的童年（"儿童自我状态"），或是完全模仿他童年时父母般重要他人的（"父母自我状态"），还是对他现在成年后的反应（"成人自我状态"）。

自我状态线索会随时变化，这意味着为了提高洞察自我状态切换行为线索的能力，你需要习惯实时评估在几个不同时期来访者表现出不同的行为信号。如果你完全依赖于你所受过训练的咨询模式是不够的，这里还要求你要改变过去观察来访者的心理定势。

（b）核对自我状态是否一致

回到你辨识来访者儿童自我状态的例子，看与他表现出来的系列行为是否一致。在记录过程中，你可以进一步观察来访者。这里要强调的是，如果有必要，你要做好改变时间表的准备，以便当来访者的行为线索在下一秒发生变化的时候，你能够保持敏锐度。

考虑到在你最初辨识为"儿童自我状态"时，来访者报告的各种想法和感受。他们报告的这些感受和想法是否前后一致？这些报告是否符合将儿童自我状态定义为来访者自己童年材料的重演？

（c）扩展行为诊断线索

回到目前你所列出的一系列行为线索表格，这些线索体现了"儿童自我状态""父母自我状态"和"成人自我状态"。这里要进一步列出与自我状态相关的更多行为线索。要充分考虑到语调、姿势、肢体语言、面部表情。你还可以继续列出其他你能想到的行为线索，比如心率、呼吸频率、肌肉紧张度等。

记住你观察到的和寻找的行为信号要保持同步。当来访者表现出更多行为信号时，你需要与来访者报告的想法和感受进行核对。

（d）社会诊断

回到你在步骤（a）初步判断来访者是"儿童自我状态""父母自我状态"还是"成人自我状态"的例子中。要考虑到你在这个过程里所回应的自我状态。当他表现为"儿童自我状态"时，你是否表现出"父母自我状态"？有时当他表现出"父母自我状态"时，你是否有冲动表现为"儿童自我状态"？当他表现出"成人自我状态"时，你是否也以"成人自我状态"回应？你是根据自己的哪些行为和经验线索做出这些判断的？

（e）历史性和现象学诊断

你可以通过提问增加历史和现象学诊断，来进一步核对对自我状态的辨识。比如，当你决定来访者状态时，来访者可能以"儿童自我状态"回应，你可以询问他是否回忆起童年（历史性的），或是重新体验关于童年的情景（现象学的）。是童年哪一个时间段被回忆起来？哪些是发生在几岁？"父母自我状态"也类似：你在模仿父母或父母般重要他人的哪一位？他的名字是什么？核实来访者哪个时候可以辨识为"成人自我状态"，这个时候他既不是重演他童的年也不是在模仿父母般重要他人的行为、思考和感受。

在本书第一部分的最后，讲述了两个与沟通分析特征有关的重要概念：自我状态和生命脚本。这两个概念是沟通分析的理论基础，因此也是你在沟通实践中所做一切的基础。

在本书第二部分我们会继续探索实践中的细节。当你在咨询中应用沟通分析时，你会遵循哪些步骤？

自我反思的空间

在本节拓展思考部分，将邀请你来练习如何辨识自己的自我状态转换过程。

回到上面实践清单 4.1，通过以上阐述的方法来练习辨识你的自我状态——这里是用于你自己身上，而不是来访者身上。你会意识到，为了更好地辨识你的自我状态，进行录音是很必要的。当你和来访者工作时，自我反思的过程可能会延伸到很多次的咨询中。你可能同样希望花一些时间来接受督导，或你也可以和同辈团体小组来工作（你必须适当保护来访者的隐私）。在这个设置下，你可以让另一个团体成员向你提问。提的问题可参照实践清单 4.1 中所列的、关于你自己行为和报告的经验，或给出你所察觉到在自我状态的转换上的主观反馈。

拓展阅读

关于自我状态的理论和诊断，经典文献是艾瑞克·伯恩的《心理治疗中的沟通分析》（Berne, 1961: 1-73, 207-273）。如果你要更进一步了解自我状态，我这里推荐你多阅读伯恩的报告，伯恩明确提出了许多重要观点，在他的模型里三种自我状态模型不仅仅是西格蒙德·弗洛伊德的自我、本我和超我的"重新标记"。

在《今日 TA：人际沟通分析新论》（原书第二版），范恩·琼斯和我给出了一些关于自我状态的系统描述，并解释如何辨识出自我状态的转换（Stewart and Joines, 2012: 11-62）。

夏洛特·西尔斯（Charlotte Sills）和海伦娜·哈戈登（Helena Hargaden）的著作《自我状态》（*Ego States*），有大量研究并总结当前关于自我状态理论和应用的各种观点。它主要是针对已经获得心理咨询师证书的读者（Sills and Hargaden, 2003）。

第二部分
在咨询中运用沟通分析的过程

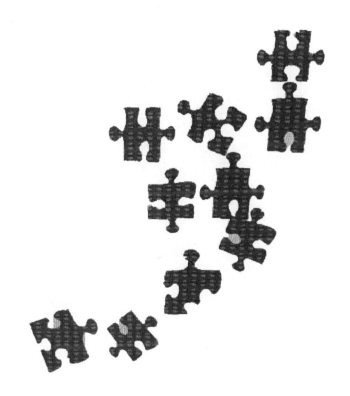

咨询的第一步

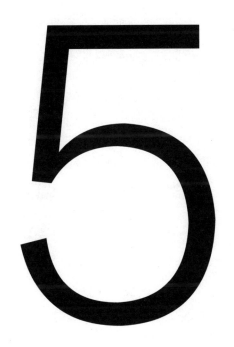

作为一名执业咨询师，你已经有了自己初诊接待的流程。对于决定是接待这名来访者，还是把他转介给他人，你也有了自己的标准。在本章中，我将回顾沟通分析实践的初诊和典型的转介程序，以及对商业合约的典型条款做一个概述。我会描述对来访者"约翰"初诊接待的一些情况，你也许可以从中发现一些有用的观点，整合进自己的工作中。

第一次接触和访谈

当你和来访者第一次接触，你们还没有建立一起工作的合约。在沟通分析实践中，合约式方法的概念在这个初始阶段就定义了你的咨询目标。如果双方都考虑进入一个合约关系，他们的第一步必须是了解彼此的相关事实。双方想从合约关系中得到什么？双方愿意对合约关系做什么？双方能对合约关系做什么？在这个阶

5 咨询的第一步

段，你也许不能对这些问题做出完整、详细的回答，但是，这些问题需要得到足够充分的回答，以便让双方决定是否要开始这段合约关系。

因此，在"第一次接触和初次会面"这一阶段，你的目的是对另一个人有一个基本的了解，并决定你是否和他进入咨询合约关系。同样重要的是，你也给他一些信息，让他决定是否跟你进入咨询合约关系。科尔内（1986）建议，可以这样询问你的潜在来访者："你想知道我的什么信息？"

同时，你也要意识到，此时你和来访者并没有达成合约。你既没有清楚地表达你想从对方那里获得什么，也没有表达你愿意回馈一些什么。在这个阶段，你给来访者义务提供咨询干预也是不合适的。在合约生效之前，接受对方给出的任何公开或隐蔽的邀请，开始个人改变的工作，对你自己也没有保护作用。

第一次接触

对于第一次接触，我个人的经验是让最初的电话咨询尽量简短。相反，我会邀请他过来进行一次半个小时的会面。这次会面的目的是方便彼此做出是否一起工作的决定而提供一些信息。作为这些信息的一部分，我详细说明了保密的性质以及我将在何种情况下打破保密原则。

最初的会面，我是不收费的。在会面的最后，如果我们决定开始咨询关系，我将会告诉来访者下一步我们会有一个正式的访谈。

我将会明确告知，如果他同意，我要对自己的时间开始收费。即使我们最后没有一起合作，这个正式的初诊访谈也是要收费的。通常，初次正式访谈会紧接着初次会面。

其他一些沟通分析师倾向于用更长时间的电话交流，和我在做初次访谈的方法一样（见具体的案例，Cornell，1986）。

约翰：第一次接触和初次会面

像往常一样，我和约翰的第一次接触，是他打电话给我。他通过朋友的朋友认识我，他朋友的朋友是我之前工作的同事。在我们的交流中，我让他简要地描述他想要解决的问题。他笼统回答说：他和女朋友相处有问题。

我向他简要地介绍了我咨询的形式和收费情况。我告诉他，如果他想要和我做咨询，我会和他进行一个大约半小时的初次会面。我会清楚地告诉他，这个初次会面是不收费的。我会跟他解释，会面的唯一目的是让我和约翰做进一步的信息交换，对是否要一起工作做出明确的决定。他说他想要和我做咨询，于是我们商定好初次会面的时间。

在这个开放的会晤中，我聆听约翰现在的困惑。我没有干预，只是在需要的时候问他更多的信息。

约翰告诉我，他和女友海伦处在同居的关系中。虽然他们都没有考虑在近期结婚，但是他觉得自己非常爱女友，并且希望他们的关系天长地久。最近他经常和海伦吵架，并且愈演愈烈。在上个星期的某次吵架中，他打了女友。

我打断他问：你用什么打她？

约翰回答：用手。

他打海伦的方式并没有对她造成永久性的身体伤害。然而，她却告诉约翰，自己已经受够了，并威胁要离开约翰。

约翰不安地意识到，他和前两个女朋友在一起时也有过类似的经历，她们最终也都离开了约翰。他现在不想重蹈覆辙。但是他不知道要怎么样控制自己的脾气，他也很害怕像失去前女友一样，再失去海伦。

当我倾听约翰的时候，我在检查他的描述中是否有一些指标表明我需要把他转介给其他的专业人员。但是，他的描述，没有表明他可能患有精神疾病或躯体疾病。到目前为止，我们俩适合合作。因此，我进一步告诉约翰关于我们继续合作的一些关键信息。

保密原则

我告诉约翰，如果他决定跟我一起做咨询，我将录音。（这是一个标准的沟通分析实践，沟通分析师可以将录音记录的细节用作督导或者自我督导。）我向约翰保证，咨询过程中的录音，或其他任何语音和书面信息，都是保密的。我也会告诉他，保密原则有两条例外情况：

- 我可能会使用咨询过程中的部分信息和督导师沟通。如果我这样做，我只会使用约翰这个姓来指代他。
- 如果约翰给我透露出的信息表现出他有威胁自己或他人的生命和健康的苗头，我保留将这些信息报告给他的家庭医生、紧急药物治疗和警察的权利。我也会说清楚，我仅仅将这些资源作为最后的手段，只有在我没有其他可以操作的方法来避免这些发生的时候，我才会这么做。(约翰和海伦没有孩子，没有指标表明会有孩子在这个事件中受到影响。如果有孩子就会有潜在影响。我也会告诉他，如果我发现任何儿童虐待，我保留打破保密原则告诉相关权力机构的权利。)

我问约翰，他是否同意这些例外情况。他表示同意。如果他拒绝保密协议中的任何一条，我将停止会谈，并且和他解释我为什么这样做。

完成了这些，我和约翰接着要开始完成一个初次访谈问卷调查。

初次访谈问卷调查

和大多数沟通分析师一样，我使用相对简短的初次访谈调查。

主要有三个目的：

- 认识来访者。
- 对呈现的问题,有一个更加具体的观察。
- 识别是否有需要转介的一些特征。

接下来的这些问题，是我在初次访谈中呈现的。大多数的沟通分析师，会使用相似的顺序。以下既有对这些问题的描述，也有对问题目的的评论。

1. 姓名、地址、电话号码?

2. 年龄和生日?

3. 现有职业?

4. 婚姻状况? 目前和谁一起居住? 对于这个问题以及之前的几个问题，你可以继续问他，对自己的工作和居住状态感觉如何?

5. 有孩子吗? 如果有，每个孩子的年龄和性别分别是什么?

6. 家庭全科医生的地址和电话?

7. 现在或者过往有没有过身体疼痛? 如果有，对此你接受了什么样的治疗? 这些身体上的问题会提醒你在与来访者咨询过程中，哪些方法是不合适的。举例来说，如果他有慢性背痛，就不太适合邀请他做高强度的放松训练。那么这些各种各样的慢性疼痛有可能是与脚本事件相关，这些慢性疼痛包括肌肉紧张、疼痛、消化系统疾病、高血压等。如果这个人有这些抱怨，无论是不是正在呈现的问题，都需要问她，是否已经接受了药物治疗。在后面的"转介标准"里面，我会再次回到这个话题。

8. 有没有发生过严重的车祸？很多沟通分析师都认为，任何事故都是"有意为之"的，除非有明显的证据指向反面。"有意为之"在这里并不是指他故意制造了这起事故。如果这个答案是肯定的，那么你就要警觉，来探索来访者自我伤害的可能性，无论当事人是否明确提起它。

9. 有没有现在或者过往的精神疾病？如果有，你接受了什么样的治疗？这个问题的答案决定了他是否需要被转介（见后面的内容）。

10. 在你的直系家属中，有没有现在或者过往的精神疾病？这些可以为你了解生命脚本的特征提供有用的线索（见第6章）。

11. 目前，你有没有接受任何形式的药物治疗？这个答案，对是否需要转介，给了双重检验。这对于你接下来要和来访者做的工作，给了更多的信息。如果他在服用镇静剂或者抗抑郁药，这些药可能会改变他对问题的知觉。你和来访者早晚会考虑这些药物的增减。另外，这意味着你需要参考他的全科医生和治疗师的建议。有些药物并不是针对精神疾病的，但是可能跟治疗计划相关。举例来说，β 受体阻滞剂。

12. 每星期喝多少酒？以及这些酒精是如何分配到一星期中的每

天的？第二个问题是用来检验来访者是否酒精成瘾的，尽管他报告的总量并不太大。

13. 每天喝多少茶叶、咖啡或者可乐？当来访者的问题是焦虑、失眠、颤抖和心悸时，这个问题也要引起关注。

14. 你抽烟吗？沟通分析师认为抽烟常常是一种隐性的自我伤害。我也这么认为，而且这也是现行沟通分析的主流观点。因此无论来访者是否将它看作目前的主要问题，戒烟在现行的计划中都有很高的优先性。

15. 你是否服用（或曾经服用）非处方的毒品？如果来访者目前是药物成瘾，你应该暂停咨询，立马转介。这也适用于过度饮酒的，在问题12中可以看出。毒品或者药物成瘾不代表你不能与他进行工作。而是说，你所做的一切工作都要在医生的同意和特殊的支持下进行。

16. 除了轻微的交通违章外，你有没有跟警察打过交道？这可能是人格障碍诊断的一个线索。此外，报告跟执法者有过冲突的人，往往有过自我伤害行为。

17. 你对沟通分析有多少了解？如果来访者回答"一无所知"，你可以给他开一些阅读书单或者建议他参加沟通分析的基础课程。在沟通分析的理论界，也存在不同的选择。有些咨询师喜欢使用沟通分析的语言，和来访者在咨询过程中画沟通分析模型；有些咨询师喜欢用沟通分析的方式思考，但是在和来访者交谈的时候，避免使用沟通分析术语。

目前最困扰的问题　很可能在开始正式咨询之前，你就已经听来访者说了他目前最困扰的问题，我和约翰的案例也是如此。现在你会发现，在你的初诊访谈记录中简要记下这个问题非常重要。你可以将你的摘要给他看，询他你是否正确理解了这个问题。

约翰：初次访谈信息的摘要

在初次访谈时，约翰确认他目前没有遭受身体疾病，也没有服用任何药物。他也没有发生过任何威胁生命的事故。但是，在来找我的大约五年之前，他看过一段时间的门诊。那时的问题和现在的一样，和女人建立亲密关系有困难。他说当时被诊断为"压力过大"，医生给他开了镇静剂，他吃了几个星期后没有继续服用。他也告诉我当时他也用拳头打了女友。女友以分手的方式做出了回应。

在他的直系亲属中，没有精神疾病的历史。他说自己每天抽五根烟。直到和海伦发生争吵，之前他很规律地每天晚上喝2L啤酒。在一次喝酒之后，他打了海伦。我在脑中留下了一个印象，这个日饮酒量可能已经超过了医生所给的酒精日摄入量的标准了。但是，约翰说自从发生了打海伦的事件，他降低了饮酒的量，降低到每天晚上喝500ml啤酒。他整体的健康状况是良好的。所以，经过权衡，我决定不将他转介给酒精成瘾方面的专家。

　　　　　5　咨询的第一步

> **核心观点 5.1**
>
> **心理咨询的目标**
>
> 1. 有效的心理咨询是面对脚本，并邀请你的来访者争取独立自主。
> 2. 一次有害的干预，是让来访者又一次强化了之前的脚本。
> 3. 一次无效的干预，是与来访者进入或退出脚本没有任何关联。

随着初诊访谈的完成，你可以做个决定，是跟这个来访者工作，还是将他转介给别人。在本章的接下来的部分，我将阐述与做这个决定相关的影响因素。

转介的指标

你如何判断是跟这个来访者工作，还是将他转介给别人？沟通分析理论的"3P"概念（见第1章），给你提供了回答这个问题的一个方法。如果你无法为来访者提供足够的认可、保护和能力，你最好将他转介。这三者中，保护是最重要的。

保护

这里要描述的问题是这样的：如果我继续和这个来访者工作，

来访者、我，或者其他任何人，有没有受到伤害的可能? 你永远无法百分之百地确认这个问题。但是，在某些情境下，有一些明确的指标。

- 医疗转介:如果有显著的症状表明来访者正遭受着身体上的疾病，你必须将他转介给一位全科医生。(越来越普遍的做法是，建议来访者去做一个全身的医疗检查，即使没有报告任何身体上的障碍，用来排除情绪变化或行为困难的任何器质性基础。)
- 精神病学转介:如果你观察到任何一个精神疾病的指标，必须将他转介给精神病医生。
- 物质成瘾:如果潜在的来访者酒精成瘾或者其他物质成瘾，你最好将他进行医疗或者精神病转介，除非你已经和必要的机构建立合作关系来获得支持。
- 利益冲突:为了避免任何剥削的可能性，你不可以对你已经有亲密关系的人开展咨询工作，无论是个人关系、两性关系还是经济关系。

来访者的药物治疗　如果来访者在服用医生开的较少量的镇静剂或者是抗抑郁药，你可以和他达成一个较好的协议:在某种程度上，通过心理咨询，他也许能够摆脱这些药物。当然，你不能直接建议他这么做，除非得到他的医生的同意。我的常规流程是，在这些情境下，给他的医生写封信，告诉医生我知道来访者正在服药。我也会说，他的患者来我这做辅导，这意味着他准备降低药量，并且最终停止服药。我告诉医生，如果我没有从他这里听到反对意见，我将会用我自己的评价方式来对他的患者进行评估。

紧急情况下的转介　遇到紧急情况，就会如同家里着火一样。你期待它永远也不会发生，对于大部分情况来说也的确如此。但是，如果它真的发生，就需要你时刻准备着解决问题。

在任何紧急情况下的最后一招，你可能不得不打电话给医生、叫救护车、报警。因此，当你在进行咨询时，你必须确保附近有电话，几秒钟就可以拿到。紧急电话的号码也要准备好，这里的电话号码也包括来访者全科医生的电话号码，这个可以在初诊登记时获得。

如果你有确凿的证据表明你的来访者想要自杀或者是自我伤害，你会怎么做呢？在第7章中，我将描述阻止这种情况发生的沟通分析流程。这个流程可以让来访者做出承诺，在一定时间段内，无论发生什么，他都不能伤害自己或者他人。然而，他可能不愿做这样的承诺，哪怕是一小段时间里。在这种紧急情况下，你必须停止咨询，给他的全科医生打电话。如果他的全科医生也无能为力，下一步你必须叫救护车。直到他得到安全、妥善的医疗照顾，你才能离开。

其他一些紧急情况也可能发生。例如，来访者突然心脏病发作，或者开始出现幻觉。这种情境下，你要做出决定是打电话给他的全科医生，还是叫救护车。

如果来访者威胁要伤害别人呢？一样的，在沟通分析的实践中，首选是要求客户陈述在一段时间内，他不会采取这样的行动（见第7章）。当然，他有可能会拒绝。最糟糕的是，他可能会离开咨询室，说他要对别人进行身体伤害。

作为一名私人医生，你没有权利对有暴力的来访者进行身体上的拘禁。事实上，任何试图身体拘禁的行为，都有可能被起诉。因此，你唯一能做的就是：报警。

有时，也会发生这样的情况，来访者从家里或者别处给你打电话，威胁你说他即将自杀或者有暴力行为。你的第一反应是，邀请他近期来和你做一次面谈。并且让他答应你，在会面之前，不做任何有伤害性的行为。他有可能会拒绝。这时，当他挂了电话之后，你就要选择是打电话叫救护车，还是打电话报警，这是应对有威胁行为最合适的两种方法。因此，在你们接下来的会话中，你需要做的第一件事情就是弄清楚他是从哪里打来的电话。

认可　　　　　　　　在最初的访谈阶段，你会告知
　　　　　　　　　　　　来访者，如果他想要做一些改
变，他会得到什么样的认可。你需要问自己一个这样的问题：你

对自己有多大程度的认可？你所能协助来访者达到的最大自我认可程度，取决于你自己能达到自我认可的程度。

假设有个人来找你寻求帮助去解决一个问题，你知道自己也有相同的问题。举例来说，假如有个人呈现出来的问题是，他无法停止过度工作，而你知道自己也是一个工作狂。在这种情况下，你有两个选择：将他转介给一个没有类似问题的咨询师；你去寻找一个咨询师或者治疗师，来解决自己的问题。因此，在这个议题上，如果你想帮助来访者做出改变，你必须比他领先一步完成这个议题。如果你选择了后一种方式，你需要在和来访者进入咨询合约之前告诉他你为什么这样做。

能力

需要问自己的关于能力的问题是：我有与来访者工作的必要技能吗？一部分，这与你掌握的技能和你的经历相关。无论来访者是什么样的，一位新手咨询师可能都无法像经验丰富的咨询师那样有能力。

另一部分，能力也意味着与特定来访者组群工作所需要的特定技巧。儿童和年长的来访者、药物成瘾和人格障碍的来访者，都是你可能需要转介的组群，除非你经历过与他们工作的特定培训。另外一种需要转介的情况是，来访者身上的问题需要向专门的咨询师寻求帮助，比如哀伤咨询或职业咨询。

约翰：转介的标准

从初诊访谈的信息来看，没有明显的指标表明我需要将他进行医疗或者精神病上的转介。也没有利益的冲突。在我私人执业环境中，我能够提供给约翰足够多的保护，而且我认为我有能力与他成功合作。

关于认可，有一点小问题。我意识到，约翰在童年未完成的需求与我有一点相似。因此，当有压力的时候，有时我可能会和他一样采用某种不是特别合适的方法来应对。当我们还是婴儿的时候，我们都认为，人们都是难以预料的，因此，对人们保持一点怀疑比与他们接近更加安全。约翰报告的典型行为，测试亲密关系直到毁灭，曾经也出现在我的生活中。但是我知道，在我自己生命改变的历程中，我已经能够面对这种疼痛的模式。虽然有时还是会出现这样的情况，但是跟过去相比，频率越来越低、程度越来越轻。因此，我决定给约翰提供与我解决自己未完成的议题一样的认可。我会通过找督导师或者找他人咨询的方式来完成这个自己未解决的议题。

转介的标准

你会发现，回答以下问题非常有帮助：

1. 你不愿意跟谁一起工作？

2. 你不愿意跟他们一起工作的原因是什么？你如何将每个答案与保护、认可和能力相联系呢？

3. 那些你不与他们一起工作的来访者组群，你通过什么系统进行转介？

4. 回顾你能够与之一起工作的来访者类型，检查你是否给这些来访者提供了足够多的保护、认可和力量。

5. 考虑在这一章中提到的可能出现的紧急情况。你有什么样的程序来应对这些情况？你对它们为你和你的客户提供的保护满意吗？

在检查和明确了转介标准之后，我告诉约翰，我愿意和他一起工作。他说他也希望一起前进。于是，我们进一步商量我们的商业合约。

商业合约

商业合约是共同达成的关于以下问题的协议：

- 管理细节,例如咨询次数、场所、日期。

- 费用和其他方式的奖励。

- 频率和每次咨询的时长。

- 咨询次数。

- 如果可能的话,每次会谈的目标。例如,早期会谈可能专门用于提出问题,或者某次会谈(如第六次)可能是用于评估或进一步订立合约。

- 提前规划好结束咨询。例如,如果来访者想要结束咨询,他要至少提前两次明确通知。

在制订商业合约的时候, 你可能对来访者在咨询中做什么改变、如何改变, 并没有一个比较详细的目标。这些是在签订治疗合约的任务, 这决定了治疗后续咨询的走向(详见第8章)。

至于咨询的频率、每次咨询的时长、次数,沟通分析并没有提供不一样的程序。就像其他流派的分析师一样,沟通分析根据实际的经验法则对咨询的频率、每次咨询的时长、次数等内容做出决策。每周咨询一次,是最常见的;一周是个足够长的间隔,让双方来吸收上一次的内容;又不会太长让个人交流有所遗忘。每周一次的咨询频率也有实际的好处,来访者和咨询师可以将它加入自己的日程当中,这样找起来非常方便。在一对一的咨询中,传统的"50分钟"也是最常见的。作为一条规则,每次咨询的时长给了咨询师和来访者足够的时间来解决手头的问题，又不至于会太久让彼此消耗过多精力。

一旦初次访谈完成，大多数沟通分析师会邀请来访者确认第一阶段咨询的最小次数。沟通分析师们依然没有一个标准答案，但比较典型的是5~10次。这个最初确认的目的是在改变工作开始之前，为来访者评估和问题制订等基础工作留出时间。在最初阶段咨询的最后一次，用于相互讨论进展情况。下一阶段咨询的次数（或者结束咨询）都将在那时确定。

合约对规则

合约的条款在你和来访者之间是可以商量的。相反，规则是不能商量的。规则是你与潜在来访者可能可以一起工作的先决条件，是你所设立的一些要求。显而易见，你需要在最终签订商业合约之前陈述这些规则。

以下就是我陈述给所有来访者的条件。我会清楚地表述，来访者对条款中的任何一条都可以表达同意或者反对的建议，但是我只和同意所有条款的来访者建立咨询关系。

- 每一次咨询我都会录音或者录像。
- 尽管我们的咨询都是保密的，但是我也保留在某些特定情境下打破保密原则的权利。(在这一章的早些时候我们已经

讲述）

- 来访者必须保证,在咨询过程中,她不能对自己或者是咨询师实施身体上的伤害,也不能损坏房间、设备和家具。

- 当来访者处于酒精作用或者非处方药药物作用下,我们不做咨询。

- 无论由于什么原因,来访者错过了咨询或者迟到了,我都保留收取全部或者部分费用的权利。

- 如果来访者在我们商定好最小咨询次数之前,想要结束咨询,他必须在他想要结束咨询的前一次的刚开始就告知我。如果他没有这样做,我保留收入部分或者全部我们合约中商定后的剩下次数的费用的权利。

所有规则的合理性,可以在帕特·斯曼的保护原则中找到（见第1章）。这些规则对咨询师和来访者双方都有保护。其他沟通分析师可能和我的规则在某种程度上不一样,但是我的规则是基于实践产生的。为了最大化地表现清楚,我将这些规则打印出来,给每个潜在来访者参考。

在你设立规则的同时,你也要有处罚办法。你也可以选择告诉来访者,你的处罚是什么；另一种方法是你也可以告诉来访者,你会执行处罚,但是只有在他打破规则的时候,你才会决定惩罚的性质。我倾向于后者,因为它给了我更多的回旋余地（cf.Fisch,

Weakl and Segal, 1982）。例如，一个来访者喝了酒之后来咨询，那时我会决定是继续咨询还是要求他先回去，等清醒之后再过来。

斯坦纳的"四个要求"

克劳德·斯坦纳（Claude Steiner, 1974: 243-250）建议，可靠合约的制订有四个要求。它们以法律合同规定的当事人权利义务关系为蓝本。这些要求对于商业合约的制订尤为关键，尽管它们同样适用于治疗合约。所有的沟通分析师在制订合约时，都遵循斯坦纳的法则。这四个要求是：

● 相互达成一致
● 合理的报酬
● 胜任力
● 法律对象

相互达成一致 这意味着你和来访者需要对合约的条款达成一致。这些条款需要两个人商讨完成，而不是某一方将它们强加给另一方。这需要双方明确地表达自己想要什么以及同意什么。

合理的报酬 斯坦纳使用的"报酬"在这里是指提供服务的一

方从接受服务的一方那里获得的经济利益。如果你是私人营业，报酬就是来访者付给你的费用。但是你可以做出自己的选择。比如，你可能为了获得某种服务的回报而提供咨询。而如果你在机构中工作，报酬是机构发给你的，而不是直接来自来访者。

甚至有可能，你不为了有形的报酬而工作。这种情况，你仅通过工作满意度的形式来获得回报。但要注意免费工作或者低价值的回报，也会存在一些风险。如果"你的付出得不到回报"，你可能会抱怨你的来访者，或者不再有热情。或者，来访者可能会无意识地将你的工作视为"不重要"或者"技术不高"。如果来访者以你为榜样，他可能会得出这样的结论：他自己不重要或者他自己不够好。也有可能，在无意识中，他会采用一种"报复"的姿态，戏弄咨询师，故意不做出改变。他未说出口的意思是，咨询师在自己的工作上没有成就，就是一文不值的。因此，通过收取合理的报酬，你可以帮助自己和来访者共同避免以上所谈到的陷阱和误区。

胜任力　胜任力同时对你和来访者都有要求。对你来说，胜任力意味着拥有和来访者工作所需的技能。这也意味着你必须提供一个合理的设置。例如，我在儿童咨询方面不太擅长，我没有与他们一起工作的经验，也不具备一些特定的技能，例如游戏力。

对来访者来说，胜任力意味着理解所达成的合约中需要的能力，并且能对合约中自己的这部分负责。这也意味着未成年人是不可以制订合约的。脑部严重受损的来访者和精神病人也不能为自己的合约负责。如果一个人喝醉了或者在毒品的影响下，他同样不具备进入合约的能力。

法律对象　这意味着在合约中签订的所有内容，都必须是合法的。对你来说，这也意味着合约的条款必须符合你的职业道德标准。

约翰：商业合约

在与约翰的工作中，商业合约的商定简单、顺利。我先陈述了一起工作的法则，并告诉他，如果我们确定了一次会面，而他没有出现，我将决定每次我该怎么做。我可能会收费，也可能不会收费，取决于我在这段时间里还做了什么。约翰对这些情况表示同意。

接下来，我们商定了每周见一次面，每次 50 分钟，约翰将按我目前的价格支付给我。咨询的最后一次，会有一个相互的评估，来商定接下来我们是停止咨询还是继续。

商业合约

如果你的来访者是你之前已经见过的:

1. 回顾你与这名来访者一起工作所建立的这些规则,将它们与之前说的法则设立的原则相比较。这些规则给你与来访者提供的保护,你感到满意吗?如果来访者破坏了这些规则,你将会使用什么样的惩罚?

2. 回顾你与来访者商定的商业合约。它在多大程度上契合斯坦纳的"四个要求"?这对你和来访者来说,意味着什么?

如果你选择跟一位新的来访者一起来完成沟通分析的这些阶段,花一个或几个疗程来制订你的规则,并根据斯坦纳的要求签订一个商业合约。

随着商业合约的完成,你可以和来访者一起制作一个更加详细的评估。你已经拥有一个可以达成这个目的的诊断性工作框架:扭曲系统。在接下来的章节中,我们将进一步探索你汇编扭曲系统的方式。

自我反思的空间

本章内容是建立在你已经是一名咨询师或者治疗师的基础之上的。如果你从未做过咨询，可以将词语这样调整：用"当你遇到来访者的时候，考虑你将如何工作"来替代"你在工作中是如何做的。"

1. 你对所有来访者都收取某个固定的费用吗？（如果是这样的，你的费用将是你的一个规则）或者，你的收费标准是变化的吗？如果是变化的，那么报价的区间是什么样的？以及这个区间是如何运作的？你是和每个来访者单独商定收费的吗？无论你使用哪个选项，你选择使用这个是基于什么原理？

2. 回顾本章，我列举出的这些典型的商业合约条款。有没有其他条款你想要增加的？在列表中的这些条款，有没有你想要删除的？在什么情况下，你想要做这些改变。

3. 同样地，回顾我列举的典型的规则中的条款，你是否想要增加或者删除一些？原因是什么？

拓展阅读

在《团体治疗的原则》（*Group Treatment*）的第 2 章和第 3 章中，艾瑞克·伯恩描述了咨询关系建立的"准备场景"，并且对如何开展第一次咨询的"前三分钟"进行了推荐

（Berne，1966：3-100）。尽管伯恩的书从名字上看是讲团体治疗的，但他所有的建议都和个人咨询或治疗有关。

另一个关于合约制订的经典说明是克劳德·斯坦纳的《生活在脚本中的人们》（*Scripts People Live*）（Steiner，1974）这本书的第20章。斯坦纳建议说他的"四个要求"不仅仅适用于商业合约的制订，更适用于合约治疗，这是本书中第8章要谈的主题。

在《沟通分析咨询的开展》（*Developing TA Counselling*）（Stewart，1966a）的第3章和第4章中，探讨了和来访者开展咨询的第一步。主题包括最初的会面、访谈、转介标准和边界设置。

马克·威多森的《沟通分析：100个关键点和技巧》对如何开始咨询和书写商业合约的规范提出了建议（Mark Widdowson，2010：303-309，323-327）。

---

5 咨询的第一步

探索个人的童年经历

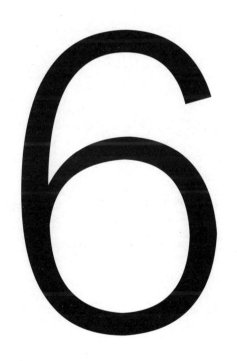

本章，我将展示如何编译来访者扭曲系统的详细信息。这会帮助你和来访者看到他是如何处理问题的。因此，完整的扭曲系统会给你提供一个"路线图"，你可以使用它制订系统的治疗计划。

在第3章中谈到，如果一个人想要永久性走出他的人生脚本，那么他必须更新他的信念脚本并处理好与之相关的脚本感受。因此，本章主要是聚焦于收集扭曲系统的这两个方面的要素信息。

阅读之前，不妨先回顾一下扭曲系统和人生脚本的细节（见第3章）。这里简单复习一下。人生脚本是个人在童年时期为自己设定的人生计划。儿童将生命脚本看作一系列脚本决定。这时候做出的很多早期决定是为了在这个看起来充满敌意的世界中生存下来和满足自己的需要。有一部分脚本决定是对父母和父母般重要他人的脚本信息的反馈。

作为剧本决策过程的一部分，婴儿可能会表达自己的感受，但无法满足自己的需求。随着时间的推移，他学会了把其他的感受当成一种神奇的手段，来吸引照顾他的人的注意力。他压抑了自己最初的感觉。

人们经常通过脚本信念的形式把脚本决定带进成年，这些信念是藏在意识之外的。当承受压力时，人们的想法和行为是对脚本信念的反应而不是针对眼前的现实情况。在这些时候，他也会体验到在童年时学会的替代感觉。这些重复出现的脚本行为、思考和感受组成了人们的"扭曲表现"。

本章由三节组成：第一节关于脚本信念；第二节涉及脚本感受和与之相关的行为；第三节讨论一个脚本信念和其他脚本信念之间是否存在动态关系。

实践清单6.1a

拟定扭曲系统

本章的实践清单顺序，我建议可以一边阅读，一边实践。

拿一张纸或者用白板，按照图 3.1，画出自己的扭曲系统。你可以在图的空格里，为你选择的来访者编订他的扭曲系统数据。当你读下方的一些材料时，脑海中务必记住来访者。请在图的空格里详细写下任何你想到的关于这位来访者的人生脚本、扭曲表现等。

探索脚本信念

在本节中，我将描述你如何在工作中用对他的观察来收集其脚本信念的细节。内容包括他的自我表征、他接受的父母类型、目前所面临的问题。

你如何知道来访者他正在重复脚本信念？我认为了解脚本决定的一些细节和它是如何产生的，是最好的洞察脚本信念的方式。这就是我在本节中所描述的内容。

对童年晚期所做的脚本信念和童年早期所做的脚本信念进行区分，是非常重要的。接下来将会解释两者之间的区别。

应该脚本和脚本的本体

有些人的脚本信念反映的是他童年早期所做的脚本决定；有些人的脚本信念则与其晚期发展起来的脚本决定相关。并没有严格的分界点把童年早期和晚期的决定清晰地划分开来，因为儿童可以在童年时代的任何时期都做出脚本决定。尽管如此，划分两种脚本决定的不同之处在沟通分析中比较常见。这个划分主要是看儿童做的脚本决定是在其发展了语言之前还是之后。这两种不同类型的脚本信念会以不同的方式影响儿童成年后的生活。因此，当你要把它们汇编到扭曲系统时，你需要了解两者不同的线索。

进一步说，当儿童形成人生脚本时，他可能会把早期和晚期的决

6 探索个人的童年经历

定以不同的方式结合起来。尤其是他可能用晚期决定来防御早期所做的决定。这与你的治疗计划有直接关系，就如我在本章最后一节所解释的那样。

在沟通分析标准的专业术语中，在童年晚期所做的决定被称为应该脚本，而早期所做的决定被称为脚本的本体（Steiner, 1966: 80-96；Stewart and Joines, 2012: 129-137）。我将会继续在人生脚本的这两个领域上做更多描述，来解释如何区分与这两者相关的脚本信念。

来自童年晚期的信念：
应该脚本

应该脚本决定主要产生在童年比较晚的阶段，而且主要是以语言的形式出现。因此，成年人在将相应的脚本信念带入意识并用语言表达它们方面没有什么困难。典型的应该脚本包括一个人在童年后期从父母或父母般重要他人那里听到的格言、口号、概括和定义，不加批判地"全盘接受"，并把它们当成毋庸置疑的真理。这些陈述中许多是父母的价值判断。它们还包括对现实的断言，这些断言可能在事实上是正确的，但也可能是错误的或不可检验的。比如：

"偷东西是邪恶的。"
"住在玻璃房子里的人不应该扔石头。"
"吃鱼对大脑有好处。"

"为了显示你的男子汉气概，你要多喝酒。"

"女人应该在家相夫教子。"

人们的应该脚本反映了他所处的文化背景，以及他的父母养育情况和教育背景。这种文化脚本可能包含种族或社会刻板印象，以及一种文化与另一种文化不同的一整套行为规范（White and White，1975）。比如餐桌上打嗝，在我自己所属的大不列颠文化应该脚本里是非常粗鲁的，然而在其他文化中，打嗝则是一个对美味食物的赞赏。

同样重要的是，应该脚本通常包含一系列信念，来自童年时期父母或父母般重要他人强加于他，如"要这样""不要那样"的执行命令，这些仍旧会影响至今。比如：

"不要淘气！"

"尽你最大的努力！"

"即使开始未成功，你也要努力，努力，再努力！"

"要争取班级第一名！"

"做一缕阳光！"

儿童如果把这些执行命令放入他的应该脚本，他就常常会把这些信念当作他作为个体是否能被认可的条件。想象一下，当小学生经常被她父母或老师要求"学习努力一点"，他形成"我只有努

6 探索个人的童年经历

力学习才能被认可"（这里用"认可"这个词来代替沟通分析里的"ok"）这样的脚本信念。成年人可能会把"认可"理解为"得到别人的认可"或是"自我认可"。在任何一种情况下，小孩潜在的动机是保持内在父母的认可。

对于大多数情况来说，人们会有建设性地利用应该脚本。应该脚本的模式会帮助他们更好地适应社会要求，而不需要在每个场合都想出好方法来应对（比如，当和英国人吃饭的时候，我要遵循"不要在餐桌上打嗝"的社会要求）。

然而，大部分人会经常遭遇一些负面或痛苦的应该脚本。比如，可能会收到这种父母般的命令："要争取班级第一名"，并把这样的要求放到应该脚本里。到成年的时候，他可能会把这样的高要求放到物质获取上，这样他才会舒服一些。或者，这样的要求也可能会激起她有害的过度劳动或是身体崩溃。

识别应该脚本信念

当成年人做出任何与他的应该脚本中自我强加的要求相矛盾的举动时，他在头脑中会听到各种来自童年时违背父母最初命令的责骂。通常来说，他会毫不费力地分辨出这个声音属于哪一位父母般角色。比如，要做爱的时候，如果她是女孩，可能会听到"妈妈"在喊："很肮脏，很肮脏，好女孩千万别那么做！"

用"自我状态"的术语来说，你可以观察到人们通过两种不同的方式来表达应该脚本的信念。当他在引用座右铭、口号或对其他人下指令时，他可能正处于"父母自我状态"。另一种情况是，当他说话或行为表现像"儿童自我状态"时，暗示着他可能正在遵从与父母要求相一致的行为。后一种情况，他很可能在进行内心的对话，他内心在重复他小时候父母的指令，并从儿童自我状态遵从这些指令。

如果有人说"你"其实指的是自己（"我"），紧接着的陈述很可能是来自这个人的应该脚本。比如："即使开始你未成功，你也应该不断尝试，对吗？"

实践清单6.1b

应该脚本的信念

回顾上面给出的关于应该脚本信念的信息。将这些信息与你对所选来访者的了解联系起来。在图 3.1 中，填写你的来访者应该脚本信念的印象。把这些分别列在三个标题下：关于自我的信念、关于他人的信念、关于生活质量的信念。

来自童年早期的信念：

脚本本体

在前语言阶段的小孩思考、体验情感和理解世界的方式与童年晚期的孩子有明显区别。这反映在早期脚本决定（脚本的本体）和晚期脚本决定（应该脚

6 探索个人的童年经历

本）之间的某些典型差异上。童年早期和晚期的脚本信念之间是有区别的。相对于应该脚本，脚本本体的不同点表现在以下4个方面：

1. 童年早期的决定主要是用非语言形式表达的，而晚期的决定则主要是用语言形式表达的。我之前也曾提到过，这是最通用的经验法则来区分早期和晚期决定。因为童年早期形成的决定主要不是依靠语言形成的，所以任何口头描述都只能是对孩子实际经验的近似。在成人生活中，我们最接近这种体验的是在梦中。这些模糊的、变化的意向，充满着各种情绪和各种与现实不相关、没有逻辑的事物，这些都是源自童年早期的决定。

   实际上，如果你愿意花一些时间对自己的梦进行研究，这会对你理解早期决定的基本属性和解释通向梦的线索，有很大帮助。在咨询过程，当你在倾听来访者谈话时，你常会注意用象征、双重含义或是尽可能像在解梦一样来获取来访者早期脚本的出现。

   比如：我和一个来访者在讨论他与父亲的关系。即使他是大学毕业生并拥有一份专业的工作，他告诉我：无论什么时候他与父亲说话，都会表现得结结巴巴、笨拙，甚至思路不清。我问他："如果你与他谈话时，表现得思路很清晰，你害怕你父亲会做些什么呢？"

他回答："我害怕他会贬低我。"

我邀请他注意"贬低"这个词，当我们开始讨论这个词的双重含义时，来访者发现了他童年早期的信念：他爸爸不仅仅会嘲讽他，而且可能会杀了他。

2.童年早期决定的形成是基于具体和奇幻思维，而不是像童年晚期或成年人一样通过合理思维的方式。比如，皮亚杰（1951）对儿童思维研究表明：年幼儿童通常是以具体形式来思考的，而不是以概念化形式来思考的，事物发生是通过成人称的"奇幻"方式，而不是我们成人常认为的因果关系。以上这两方面你常会在来访者童年早期信念中遇到。

比如，一个小姑娘有一个在婴儿时期去世的妹妹。她注意到，她的父母似乎在她死去的妹妹身上倾注了更多的感情。然后她可能会默默决定："我妹妹死了，她得到了很多关注。因此，获得关注的方法就是去死。"所以，要想重新得到父母的关注，我最好像我妹妹那样去死。当她长大成人后，她潜意识里仍然保持这样的信念："获取爱和关注的最好方式就是去死"。

3.童年早期的决定常是全局和全面的，而晚期决定在范围上则是相对有限。这一点与最后一点密切相关。第3章曾提到，婴儿在这个充满敌意的世界里，会尽她的最大可能来做出脚本决定以获得生存。不能理解自然复杂的因果关系，她不会以"我最好小心一点不要……"或"在做某事前我最好核对……"这些方式来思考。相反，她可能会做一些宽泛决定，如"我绝不能这样下去了……""为了我的余生，我要……"

比如：一个小男孩体验到妈妈不一致的养育方式。有时当他哭的时候，妈妈会过来并表现非常慈爱。而有时候她完全不理会他。甚至有时候，她过来了但是表现粗暴和生气。这时婴儿会这样想，不仅仅是"我妈妈一点都不值得信任"，而且认为"没有人值得我信任"。当他长大成人后，他仍然会表现出他广泛的信念"没有人值得我信任"。

4. 童年早期的决定常被婴幼儿作为一个确保生存下来或是避免灾难的必备手段，而相对于童年晚期的孩子来说，他们只是把应该脚本决定当作确保个人被认可的必备手段。弗尼策·英格力斯（Fanita English，1977）用"生存推断"的图形术语来描述儿童的早期决定。

我们要记住的是幼儿概念里的"生存"和我们成人或童年晚期所认为的不一样。对于婴幼儿来说，生存意味着保留父母的爱和关注，而不是避免身体方面的死亡。我之前曾谈到过婴儿做决定的例子：为了保留父母的关注，我要去死。这是婴幼儿形成早期决定，以这样的奇幻形式来防御灾难。当然，这里谈到的灾难包括被父母抛弃或吞没的所有情况（Gobes，1985）。或者对于婴儿来说，可能是害怕面对一些不可言说的，而且必须不顾代价来防御的大灾难。

识别来自童年早期的信念　这里教你一种方法，来识别来访者在成年后重播早期脚本信念。假设一个成年人将要采取某种与他早期的生存结论相冲突的行动。在他童年的意识之外，他注意到灾难的风险。他的反应可能是感到身体上的痛苦或情绪上的痛苦。

比如，假设一个小男孩做出这样的决定："我不会再接近任何人，因为如果这样做，我就有被吞没的风险。"由此推测多年以后，当这个小男孩长大成人，当他被要求："你可以给我一个拥抱吗？"他可能会开始发汗，感觉心跳加速或胃打结。当他这样做的时候，他很可能没有意识到他是在回应自己的信念："与人身体接触是灾难性的"。

这种身体和情感上的体验不同于一个人与自己的应该脚本信念相冲突时他可能会报告的体验（见前一节）。就自我状态的转变而言，你可能会观察到父母自我状态和儿童自我状态的线索，即这个人正在重播应该脚本中的信念。这里的父母自我状态很可能比从应该脚本信念线索看来更为严厉，惩罚更为严重。这是因为这里的"父母自我状态"是他在相对早的童年（婴幼儿）阶段所形成的"父母"形象。同样地，在儿童自我状态中，这个人会重新制订同样可以追溯到生命早期阶段的行为。他可能会表达一些奇幻的信念或是灾难性的恐惧。对这个孩子来说，这个阶段的主题是：生存下来，寻找自我价值并获得最基本的需要。

　　　　　　　　6　探索个人的童年经历

十二种常见的脚本信念

关于脚本的本体，每个个体拥有自己独特的细节内容。然而，当分析儿童早期的脚本信念时，某些特定主题会重复出现。罗伯特·古尔丁（Robert Goulding）和玛丽·古尔丁（Mary Goulding）（1976，1979：34-43）在长期的心理治疗过程中，整理出了12个不同的脚本信念主题。

在开始阶段，罗伯特·古尔丁和玛丽·古尔丁将这12个脚本主题描述为幼儿从父母那里接收到的限制性脚本信息。后来，他开始用"请不要……"这样的句子来整理，比如，"请不要活下来"。在这里，我主要关注的是孩子在服从这些信息时做出的决定。这个人可能会把这些决定作为脚本信念带入成年期。因此，我这里会用"我不可以……"来取代"请不要……"这个形式。例如"我不可以存活下来"。我以"我不可以"的形式来修改罗伯特·古尔丁和玛丽·古尔丁的列表，如下：

- 我不可以存活下来。
- 我不可以做自己。
- 我不可以是小孩。
- 我不可以长大。
- 我不可以成功。
- 我不可以做任何事情。
- 我不可以是重要的。

- 我不可以有归属感。
- 我不可以容易接近。
- 我不可以是健康的(我不可以是心智健全的)。
- 我不可以思考。
- 我不可以感受。

人一旦在童年早期做了以上的决定，它们将会作为脚本信念被带到他的成人生活。当你在整理来访者"扭曲系统"的细节时，听一听来访者对以上12条常见信念的反应将会对你的咨询大有帮助。

下面，我将会详细描述每一个信念的典型线索。这些线索包括困难和自我限制的模式，以问题的形式来表达信念。这个人也可能会报告他在童年时期经历父母的特定方式。

我不可以存活下来　通常来说，当婴儿认为他的父母希望他死去时，他会做"我不可以存活下来"的决定。这个决定的详细内容可能会有不同的形式，例如：

- "我不值得活下去。"
- "如果我死了,我妈妈可能会爱我。"
- "我会以死的形式获得你的关注。"
- "我会让你杀了我。"

以上这些决定意味着这个悲催的脚本可能酿成自杀的结局（第3章和第7章谈到）。或者，婴儿可能会做这样离奇决定来杀死别人以让自己生存下来。或者，如果他不再作为一个有思想的人存在，也就是说，他疯了，他才可以活下去。

对于成年人来说，"我不可以存活下来"的脚本典型线索如下：

- 尝试自杀。
- 实际有过或尝试过身体上的自我伤害。
- 实际有过或尝试过对他人的身体伤害。
- 思考过或幻想过对自己或他人身体上的伤害。
- 沉迷于身体伤害或是药物滥用。
- 言谈举止中表现自我伤害，比如自我攻击。
- 没有价值的感觉，不被需要或不被爱。
- 父母报告有躯体虐待。
- 对父母宣誓的记忆里有这些，如："去死吧""我真希望没有你这样的孩子""你的出生就是伤害我""如果不是你，我早就……"
- 在童年早期有兄弟姐妹去世。
- 不愿意"关闭逃生舱"（见第7章）。

让人惊讶的是，大部分来访者都显露出，把"我不可以存活下来"作为他们的脚本信念。然而，他们中只有相对较少的人真正尝试过自杀。这是因为人天生有建立起防御自杀的本能。这个防御的形式是"只要我……，我就能继续存在"。我会在本节的最后更详细来谈这个主题。

我不可以做自己　这里，父母不再想让孩子死。相反，他们希望这个孩子是一个不同的孩子。当父母想要一个女孩得到的却是一个男孩，或想要男孩得到的却是女孩时，婴儿会形成这样的决定："我不可以是自己这个性别"。这个脚本信念的象征是：

- 认为自己不如别人（别人可能是在指这个人的童年时期受到优待的特定其他人）。
- 典型的另一种性别的行为或着装选择。
- 深刻记得兄弟姐妹或其他小孩，比自己更容易被表扬或者关注。
- 深刻记得父母这样宣称："我们本来想要一个女孩/男孩，结果是你。"

支持性证据可能是：父母会给孩子一个听起来性别模糊的名字，比如，一个女孩叫帕特或杰克，一个男孩叫伊夫林或薇薇安。

我不可以是小孩　孩子可能会做出这样的决定，因为父母——在他自己的儿童自我状态下——把他的儿子或女儿视为争夺有限爱的潜在竞争对手。或者，父母可能是在一个受限制的环境中长大的，以致他在童年的时候不能像小孩一样快乐成长。因此，现在面对自己的孩子轻松获得自己童年所缺失的快乐和自由，潜意识里会嫉妒。即使长大成人，他还是心存这样的信念：我不可以是小孩。这种人的行为有以下特征：

- 举止上习惯性地僵硬和庄重。
- 与孩子相处时表现笨拙。
- 在需要玩耍、自发行为或娱乐的情况下感到不适，特别是在没有规则的情况下。
- 深刻记得父母亲的一些陈述，类似：孩子应该被看到，而不是被听到。
- 深刻记得父母对闹着玩或自发行为很生气。

家里最大的孩子和独生子女特别容易会下"我不可以是小孩"的决定。

我不可以长大　相反地，家庭里最小的孩子常会下这样的决定：我不可以长大。这里孩子的父母常从"儿童自我状态"表达这样的话："不要离开我"。这可能是因为父母把自己的孩子当作唯一的玩乐伙伴。而有些父母则害怕面对她自己最小的孩子离家。如果来访者有"我不可以长大"的信念，你可以注意以下几点：

- 习惯像小孩一样的行为举止。
- 逃避承担责任。
- 倾向于另一个人负责的关系。
- 面对压力,随时准备升级自己的感受。
- 在需要分析或自我约束的情况下感到不舒服,特别是当需要为自己或他人制订规则时。

这些有"我不可以长大"信念的人，成年后会继续留在家里守护年长父母。另一个对这个信念的解释是"我不可以性感"。

我不可以成功　做这样的决定的人一般是家里有这样的父母：他们觉得儿子或者女儿的成就对自己构成威胁。潜意识里，父母感觉自己处于"儿童自我状态"，我从来没有……（受良好教育，有一份好工作，在运动方面很擅长等），所以如果我的孩子现在要拥有它，我就该死。

成年后，"我不可以成功"的信念使他看起来像习惯性的自甘堕落。特别是当一个人"有可能"取得一些重要成就时，这种情况可能会出现。比如，当一个学生在日常考核上获得了高分，那么他在接下来比较关键的考试上会故意空白让排名处于中间。另一个常见的自毁灭方式是，他可能倾向患上某种心理疾病。

有时候，童年早期"我不可以成功"的决定会和童年晚期（应该脚本）的决定比如"我必须努力工作"结合起来。当父母处于"父母自我状态"时，要求孩子成功，而处于"儿童自我状态"时，希望自己的孩子失败。面对这两种不同信念，孩子会陷入进退两难的困境中。作为回应，他将会下这样的决定："为了获得父母的爱，我将会努力工作但在事情上以失败收尾。"

我不可以做任何事情　当父母的非语言行为传达"不要做任何事情！因为你所做的任何事情都很危险，所以最好什么都不要做"这样的信息时，孩子会做"我不可以做任何事情"这样的决定来回应。在成年生活中，这样的脚本信念迹象如下：

● 不适应的过度谨慎。

● 在行动方案之间习惯性地犹豫不决。

● 拖延,迟迟不愿意开始。

●"做也不好,不做也不好"。

我不可以是重要的　这个决定也是对父母与子女竞争情绪的一种回应。父母从自己的儿童自我状态发出告诫：儿子或女儿，你也可以是非常棒的，但前提是你意识到你和你的需求并不重要。

在成年生活中，这种模式可能如下：

- 想要一些东西,但不会公开要求。
- 在需要与领导接触的场合感到不安。
- 在公共场合讲话困难。
- 渺小感。
- 被权威人物排挤的经历。

我不可以有归属感 早年做出"我不可以有归属感"决定的人，在成年后感觉与周围群体"格格不入"。这个人通常会在各种不同的群体中找到制造这种体验的方法。比如，他可能会尝试加入夜校，却觉得自己与他们没有共同语言，因为这超出了他的智力范围。当他回家时也感受到自己被家庭孤立了，因为家人不能理解他在课上所学的一些内容。

做"我不可以有归属感"决定的孩子，经常在模仿同样难以融入群体的父母。

我不可以容易接近 这个决定通常也是对父母榜样的回应。这可能被解释为"我身体上不可以容易接近"或者"我不可以与他人有情感交流"。另一种变体是"我不可以信任他人"。

有时候，儿童是体验父母表现出来的情绪过程所形成其中一个的决定。比如，当婴儿向母亲索要关爱的时候，妈妈第一次马上给予关爱，第二次会忽视他，第三次甚至有时会对他生气。这时候，婴儿会做这样的决定："我不能相信当我靠近时人们的反应方式。所以，不亲近任何人更加安全"。成年后这种脚本信念的线索可能包括：

- 碰触他人或被碰触都觉得不安。
- 和朋友、家人缺乏情感上的融洽。
- 在给予或接受爱方面有困难。
- 不愿意进入承诺的关系。

我不可以是健康的（我不可以是心智健全的） 这可能是父母把疾病或发疯当成操纵人的手段。通常情况下，当父母在他生病时给予他比在他健康时更多的关怀时，孩子才会做出这样的决定。"我不可以是心智健全的"的一个变体是，孩子对一种不言而喻的"家庭诅咒"的回应，即被家族视为"不祥之人"，或被家族的人区别对待的孩子都被认为会发疯。

回忆一下之前的内容，"发疯"这个脚本结果同样显示出童年早期"我肯定活不下去"的决定。如果怀疑某人的脚本信念是"我不可以存活下来"或是"我不可以是心智健全的"，总是假设前者。

我不可以思考　当父母总是贬低孩子的思考能力时，孩子会下"我不可以思考"的决定。这个决定也可能是对父母的模仿。例如，一位母亲可能会通过关闭她的思考和升级感情，来为她的女儿示范如何操纵她想要的东西。作为"我不可以思考"信念的线索，你可以观察到：

- 面对问题时，习惯性"发呆"或者陷入迷茫。
- 用不断升级的感觉代替思考。
- 用"我不能思考""我头脑已空白""我心已不在"等句子。

我不可以感受　它可以解读为"我不可以有任何感受""我不可以有任何感觉"，孩子可能会决定清空所有的情绪或感觉，或者只清空特定的情绪或感觉。比如，当他做出"我不会让我自己生气"或"不管我肚子是饱的还是饿的，我都不要自己感受到"的决定时，这些决定可能是在模仿她的父母。一些家庭里常不允许出现某些情绪或感受。对于成年人来说，持有"我肯定感受不到"的线索如下：

- 报告说从没有感觉到……（生气、悲伤、害怕等）
- 报告说父母一方或双方从未表现出……（生气、悲伤等）

6　探索个人的童年经历

● 行为模式导致忽略身体感觉,例如习惯性暴饮暴食或饮食不足。

约翰:脚本信念

当我完成了初次访谈并和约翰面谈几个阶段后,在我和他一起工作的过程中,我给他的扭曲系统画了一张图。我与约翰分享了我的想法,并与他合作整理了这些信息。我把这些内容填充到扭曲系统图中,并在白纸板上的表格中书写,这些内容在我们的早期咨询中可以看到。在我们一起工作的过程中,我们回顾扭曲系统的框架。随着约翰发现更多的脚本特征,我们修正并增加到扭曲系统的细节里。

当我和约翰在做这些时,我会和他强调:只要他愿意,我们所描绘的地图是可以帮助他做出改变的。同时明确一点:这不是为了宣告"这个人是怎样的，未来将如何"，而是去探索约翰过去是怎样的，帮助他回答他最感兴趣的问题：未来他会选择成为什么样的人。接下来，如果约翰已经对积极改变做好准备，我会继续检测他的扭曲系统，来追踪他脱离脚本的行为。

我判断出约翰有两个"应该脚本"的信念："要受认可，我必须在所有方面都获得好评"和"要受认可，我必须否认我的感受和需求"。他在海伦一家的陪伴下，经常会感到焦虑，害怕他万一不知不觉犯了错误；他还面临另一个问题：在与女性交往上有困难，他告诉我：他很难告诉女性自己的真实感受或是自己从她们身上想得到什么。

从约翰整个的自我展示和他报告的问题的证据来看，我判断出他童年早期的三个信念如下：

"我不可以是小孩（我不可以享受任何事情）。"

"我不可以容易亲近（我不可以信任任何人）。"

"我不可以有任何情绪，除了愤怒。"

从第二个信念开始，是与他人有关的信念：

"其他人都不值得信任。"

以及对人生质量的信念：

6 探索个人的童年经历

"人生是不可预测和不公平的。"

在约翰的童年里，情绪低落（抑郁）的母亲有点模糊。相反，他的童年是被非常专横的父亲主宰的，父亲对母亲和约翰，以及约翰的兄弟们都有过身体暴力。暴力证实了约翰的父亲给了他"不要活下去"的脚本信念。我判断出约翰在童年早期已经接受了这个"命令"，所以我在他的"扭曲系统"信念里加上了这条"我不可以存活下来"。无论如何，这一点已经在当下的生活中被约翰自己的暴力行为表明了。

我注意到，约翰从他的父亲和母亲那里接收了这样的脚本信息："不要与人那么亲近"。对于他的双亲来说，这句话的意思是"身体或感情上不要与人那么亲近"和"不要信任别人"。因此，我猜想约翰关于这两个信息的剧本信念在改变的过程中需要特别注意。在咨访关系中，约翰将可能很快会忙于探测我是否值得信任。同样我还推测，如他年幼时一样他可能需要"测试到毁灭"：不断来探测我们的关系直到我拒绝他。如果他这样来探测我，我的反应是"我不喜欢你这样来逼迫我，但我不会拒绝你"。通过这种方式，我向他的儿童自我状态传达：他的"行为"对我来说是不太友好的，但他作为一个人对我来说还是可以的。实际上，他的脚本信念曾经是相反的。他曾持有这样的信念："我本质上不讨人喜爱，因此，人们会因为我这个人而拒绝我，而不是因为我做了什么"。

约翰已经从父母那里模仿了他们的脚本信念："通过暴力来解决争论"。我猜约翰在人际关系中一直在重复这种模式：感到愤怒，压抑自己的愤怒一段时间，然后以暴力的方式爆发出来。我的咨询任务之一是，帮助约翰找到恰当的、成人化的方式来解决冲突，而不是攻击、伤害别人。这可能意味着：当他生气的时候，他要学会非破坏性地表达愤怒。

扭曲表现

在本章的第二节，我们继续看看如何把来访者扭曲系统的信息汇编起来。如同前面的章节一样，我将先解释这些模式是什么以及它们是如何产生的。当你在实际咨询中研究扭曲系统时，可以使用这些知识。

扭曲和扭曲情绪

每个小孩都能感受到在家庭中有一些情绪是被禁止的，而另一些情绪是被鼓励的。如果他表达一些被禁止的情绪，他的需要可能不会被满足。所以，他很快就学会了掩盖这些情绪。他发现

6 探索个人的童年经历

通过表现家庭所欢迎的情绪，他能很快获得他需要的关注（English,1971,1972）。很快，他就找到了用来"证明"这些受欢迎情绪的思维和行为模式正确的方式。

当成年后，他对压力的反应可能是重复他的旧模式，感受他小时候认为对他"有结果"的情绪。在沟通分析中，这些重复出现的思考和行为模型被称为扭曲。而这些所习得的并伴随他们的情绪被称为扭曲情绪。

核心概念6.1

扭曲和扭曲情绪

1. 扭曲情绪在童年时被鼓励并且习得，成年后，个体可能在许多不同的压力情境中经历扭曲情绪。

2. 扭曲情绪是另一种在原始家庭中被禁止情绪的替代品。

3. 扭曲是一系列想法和行动，可以用来判断个体是否经历扭曲情绪。在脚本中，个体会反复出现这些想法和行动。

4. 每次，当个体感觉别人安抚了他的扭曲或者扭曲情绪时，他会在儿童自我状态下把这当作对扭曲信念的确认。

发现扭曲和扭曲情绪　这里有一系列问题，你可以用来提问，以寻找来访者的扭曲和扭曲情绪。在继续下一个问题前，记好每一个问题的答案。

- 当你遇到问题时,你通常有什么感觉?(这个问题可以灵活变通,主要是邀请来访者报告自己的扭曲情绪)

- 你认为这是你之前熟悉的感觉吗?

- 这个情绪是你在很多不同情况下的反应吗?

- 你上次有这种感觉是什么时候?

- 你在什么情况下感受到这些情绪?(这个是邀请他报告他的扭曲)

- 事后看来,你认为你在多大程度上促成了当时的局面?(即使你那时候还没有意识到)

- 此时此刻,你的感受是否帮助你满足了自己的需求?

- 当你是一个小孩时,这些情绪在你的家庭中是被偏爱还是被奖励的?

- 假设你用这些受欢迎的情绪来隐藏一些你童年早期禁止或受惩罚的情绪,那你猜那些你所隐藏的原始情绪是什么?

如果这个人确实以某种方式设置了能让自己感觉到扭曲情绪的压力情境,那么他所建立起的想法和行为也会是一个扭曲。这可能需要与他人互动(第9章会谈到"面质扭曲和心理游戏")。此外,这个人可能独自设置"扭曲"。比如,有人可能习惯性地"丢失"钱包,告诉自己如果找不到它,就会有大麻烦,并感到恐慌。单独产生的"扭曲"有时候可能仅仅是一个内在对话。比如,当执行某项任务时,他的"父母自我状态"会告诉自己"我

6 探索个人的童年经历

做得不够好"以此来合理化"儿童自我状态"扭曲中产生的不称职的感觉。

扭曲情绪和真实情绪

伯恩（1966：608-609）选择"扭曲"这个词来强调这些替代情感的操控性。但这并不是说，扭曲情绪是人们所感受到的"假"情绪。而是说，当我感受到"扭曲情绪"时，我毫不怀疑我体验到的是"真正存在"的情绪。因此，当人们在表达"我感受到的不是扭曲情绪"时，其实指的是"真实的情绪（authentic feelings）"而不是"真正存在的情绪（real feelings）"。

当人们成年以后，他可能会从意识里压抑整个"扭曲"过程。猜想一下，当人们处于压力下进入他的脚本，紧接着他很可能会开始体验他童年的真实情感。但从条件反射来看，当他重演他的脚本信念时，他会马上转换到"扭曲情绪"（见第3章）。我们说这个人用扭曲情绪掩盖了真实的情绪。通常来说，转换到"扭曲情绪"的速度很快，以至于人们都没有意识到自己感受到了真实的情绪。

从真实情绪中识别"扭曲情绪" 在沟通分析中，通常会列出这四种真实情感：

- 生气
- 悲伤
- 害怕
- 快乐

通常我们会简单地说"疯狂、悲伤、害怕或高兴"。

因此，如果一个人体验到的是以上四种之外的情绪，那么你可以称之为"扭曲情绪"。这样做的理由是，这四种情绪是婴儿在没有任何审查概念之前就能感受到的。

然而，这里有一个复杂的问题。生气、悲伤、害怕和快乐并不总是真实的。它们也可能被当作"扭曲情绪"来体验。事实上，一个人可以随时在这四种情绪中的任何一种的真实版本和扭曲版本之间切换。

你如何分辨这些情感的真实版本和扭曲版本呢？通常你可以从语境中分辨出来。如果人们在各种不同的情形下，重复体验某种情绪，这些情绪很可能是扭曲情绪。

虽然真实的情绪只有四个名字，但扭曲情绪却有无数个名字。一些扭曲情绪的体验是来自一些比较低位的情境，比如：挫败、内疚、尴尬、焦虑、嫉妒、无助、绝望。另一些则反映了一种占上风的姿态，比如：受责备、无可指责、傲慢、轻蔑。

不是所有的扭曲情绪都是不愉快的，无论是对那些有这种感觉的人还是对其他人。比如，一个小女孩可能会知道她不应该表现出愤怒。相反，她会因为活泼、聪明和开朗而得到奖励。作为一名成年女性，她可能会继续被认为是"每个人的阳光"。她的扭曲情绪是开心和兴奋。她用它们来掩盖真实的愤怒，这种愤怒在童年时期是一种被禁止的情绪，成年后她仍然禁止自己有这种情绪。

情绪的问题解决功能　1983年，托马森（Thomson）指出真实的害怕、生气和悲伤有问题解决的功能。相比之下，扭曲情绪对成年人解决问题是无效的。这是你可以用来识别扭曲情绪和真实情绪的另一个线索。

"人们通过表达情绪来解决问题"，乍听之下似乎有些奇怪。托马森是这样解释的：

- 真实的生气可以帮助解决目前面临的问题。比如，如果有人经常粗鲁地用肘推我，我可以通过适当地表达愤怒，用肘撞回他，重新获得自己的空间。
- 真实的悲伤帮助解决过去的问题。如果失去了亲人或遭遇不可逆转的损失，可以通过哀悼来治愈自己。
- 真实的害怕帮助避免未来很可能会发生的问题。晚上走在城市街道上，我可能会考虑抄近路穿过一条黑暗的小巷。但是，由于感到害怕，我会待在灯火通明的街道上，以避免潜在的危险。

斯图尔特和琼斯（2012，232-234）进一步拓展了托马森的主题，通过提出真实快乐的信号是"一切很好，不需要做任何改变"。

这为你提供了另一种区分真实的愤怒、悲伤、恐惧和快乐的方法。如果其中一种情绪超出了适当的时间范围，那么它很可能是一种扭曲情绪。

比如：一个成年人可能会对他的母亲感到愤怒，因为他小时候母亲没有更爱他。但无论他感受到多生气，他也不能再回到童年。因此，在这个例子里真实的情绪应该是悲伤。通过让自己哀悼他现在永远得不到的爱，他可以现在释放自己去寻求别人的爱。

作为成年人解决问题的手段，为什么扭曲情绪是无效的呢？因为当某人在体验扭曲情绪时，他只是在脚本里。在无意识里，他希望自己的感觉能得到他人的支持，就像他在婴儿时期所感知到的那样。如果别人的反应看起来满足了他的期待，他可能会感受到短暂的满意。但是如果他潜在的"儿童自我状态"需求没有得到满足，他依然不会表达真实的情感，让别人知道那是什么。

回到之前例子中的那个女人，她可能会通过扭曲的快乐来隐藏她的生气。每次这样做，她都会得到家人的微笑支持，并感受到一阵子的满足。但是在处理让她感到愤怒的侵扰、攻击或侮辱方面，她什么都没有做。因此，要不了多久她就会重新回到生气的状态里。当她转换到扭曲情绪时，她会再次体验整个生气的过程，除非她准备好重新复盘整个过程，从而消除扭曲情绪。

6 探索个人的童年经历

发现真实的情绪　经过一系列探索来访者扭曲和扭曲情绪（如上所说）的提问后，你可以以这个问题"你猜你之前所隐藏的情绪是什么"来结束提问。

作为回复，来访者可能会表现出生气、悲伤、害怕或愤怒，这些可能是扭曲情绪，也可能是真实的情绪。或者，她可能已给其他很多象征着扭曲情绪的其中一个情绪命名。在任何一种情况下，你都可以提出一个问题，邀请她报告真实的情绪，可以问"当体验到××（以她刚报告的情绪命名），你的感受如何？"

当来访者回答时，重复同样的问题。继续问，直到她说出四种真实情绪中的一个，当你重复这个问题的时候，让她多停留在感受这个情绪上。假设来访者报告说，在最近的某个场景结束时，她对另一个人感到愤怒。你可以这样继续话题：

咨询师：那么假设，当你感受到愤怒时，你是否还有其他情绪被隐藏起来了？如果还有其他情绪，你猜想一下那会是什么？

来访者：我猜想我感受到的是一种无力感。

咨询师：无力感是一种什么感觉？

来访者：我感受到生气。

咨询师：你在生谁的气？

来访者：我自己。

咨询师：对自己感到生气，你有什么样的感觉？

来访者：（停顿）害怕。

咨询师：感受到害怕，你有什么样的感觉？

来访者：当你问这个问题时，我的感受不会改变。我感受到害怕。

实践清单6.2

扭曲情绪和真实情绪

回顾在前面章节中谈到的关于扭曲情绪和真实情绪的相关内容。将它与你所选择的来访者相联系。你可以依靠你对他的了解，或者是通过描述的一系列问题来做出判断。

要记住，这个人可能会展示出一系列行为或情绪，但是都不属于扭曲系统。只有那些反复出现，并且用来调整自己的脚本信念或者防卫脚本信念的行为和感受，才可以称为"脚本呈现"（Zalcman，1986）。

首先输入来访者报告的在扭曲情境中出现的任何可观察到的行为。其他人看到和听到他在做什么和说什么？周围人注意到当事者表达的是什么情绪？

在"报告内在体验"时，记录他报告的自己在这个情境中所经历的任何情绪。这可能与他表达的情绪是一样的，也可能是不一样的。

记录下他所报告的任何身体感受。这可能包括身体某个部位的紧张或疼痛、脉搏、恶心呕吐、发热、麻木等。如果他提到类似消化不良或者偏头痛等躯体症状，也将它们记下来。

如果你已经追踪到来访者的真实情绪，将它们记录在扭曲系统的左栏。

扭曲和心理游戏

扭曲和心理游戏是描述人们与他人互动的过程中，多次激发起体验扭曲情绪的两种形式。接下来将简短介绍这两种形式，让你能够把它们与来访者扭曲系统中的扭曲表现结合起来。在第9章我会更详细地探讨扭曲和心理游戏，并考虑如何面质。

扭曲 关于"扭曲"这个形式，是由弗尼策·英格力斯（1976a，1976b）提出的。在一个扭曲的互动里，一个人表达了他的扭曲情绪，并希望得到另一方的安抚。如果得到了安抚，这个人会继续表达同样的扭曲情绪以期望得到更多安抚。这可能会无限期持续，直到扭曲者暂时对他从扭曲情绪中获得的安抚感到满意为止。

"儿童自我状态"扭曲的动机不仅是为了获得安抚，也是为了寻找对脚本信念的确认。每次听者对于扭曲者表达扭曲情绪给予安抚时，扭曲者把安抚认为是对他的脚本信念的支持。这种动机是两个人都意识不到的。因此，扭曲总是包含着隐秘信息的交流（见第1章）。

比如：一个来访者在咨询的开始，就大谈特谈他对妻子生的气。他没有提到做过什么事情来解决他的愤怒。他从"儿童自我状态"向你发出隐秘的邀请："请花点时间来同情我，安抚我的扭曲情绪"。

如果两个人之间互相扭曲，其中一个会从较低的位置表现出典型的"儿童自我状态"，另一个人可能会从"父母自我状态"表现出上位。

心理游戏　心理游戏的开启形式和扭曲交换一样。参与的双方交换隐藏信息和表达扭曲情绪。然而在心理游戏里，不是无限期持续下去的。相反，其中一方突然改变了立场。如果他开始扭曲时处于一个"下风"位置，那么他会突然转移到"上风"位置，反之亦然。在这样做的过程中，他邀请另一个人也转变，并承担起一个新的互补角色。

英格力希（English，1976a）提出了这种角色转换的可能的"儿童自我状态"的潜在动机。在最初的扭曲互动阶段，其中一方开始厌倦扭曲，并在另一方准备好之前寻求退出。这样一来，不希望撤退、处于"儿童自我状态"的另一方，开始害怕自己的安抚来源被拿走。她会无意识地，突然做角色转换来留住对方，以重新获得安抚。

伯恩（1972：23-25）用"转换"这个形式来描述突然改变角色。当前，沟通分析专家提议"转换"被定义为心理游戏的特征。"转换"的出现便于区分"心理游戏"和"扭曲"（Joines，1982；cf.Zalcman,1987）

在你的咨询过程中，我猜测你会经常听到人们这样说：

"我觉得上次很糟糕，现在我又犯了一次"

"为什么我老是遇到这样的事情？"

"我认为他肯定和其他人不一样，但是……"

这些抱怨中重复出现的主题是："我上次很讨厌这个，那究竟为什么我又会遇到呢？"

因为转换，所以出现了这些自相矛盾的似曾相识感和许多游戏。直到转换的时刻，玩家才意识到他正在经历心理游戏的重复阶段。

跟随着转换，玩家会体验到一种短暂的困惑感，因此他会对自己说："这种事又发生在我身上，到底是怎么回事？"

心理游戏的最后一步是玩家体验到强烈的扭曲情绪。从开始来看，他意识之外的"儿童自我状态"就是为了获得扭曲感受。伯恩（1972:23-25）称这一点为心理游戏的结局。同时，人们内心会重新陈述关于自己、他人和日常生活的脚本信念。

约翰：心理游戏

约翰在对于他和女性关系上，已经持续花费了 2~3 年时间来开展一个心理游戏序列。以下是他所经历的典型阶段：

1. 约翰果断地追求一位新女士并引诱她。他所传达的社会层面的傲慢信息是"对于那位女士来说，我是上帝送来的礼物"。在这之下的心理层面，他的非语言信号传达的是"我极度害怕，因为我没有感受到被爱，并且我知道你会拒绝我"。这种隐秘的信息，就是他邀请对方进入心理游戏的信号。

2. 就像在心理游戏中的任何人，约翰有一种不可思议的能力，他能找到那些和他喜欢的心理游戏有交集的人。在社会层面上，约翰选择的女人是一个长期受苦且不求回报的人。然而在她的意识之外，她正在对约翰发出信号：所以你是在测试我是否会拒绝你吗？好的，来吧，然后你会发现我会如何狠狠踢你一脚。带着这种隐秘信息，她接受了约翰的邀请，开始玩心理游戏。

3. 对于约翰和他的另一半，心理游戏的下一阶段通常会持续数月或数年。在社会层面上，约翰处于一个上风的"大男子主义"的位置。他和其他女人鬼混，和他的伴侣、家人争吵。女性处于下风的位置，容忍并接受他所有的挑衅。她越是看起来下定决心和约翰亲近，他对她的考验就越严厉。他升级为身体暴力，推他的伴侣，甚至打她。

4. 最终约翰的伴侣转变了。她的角色从处下风变成了占上风，她没有警告就离开了约翰。他被抛弃了，独自一人，现在他自己从占上风变到了处下风。

5. 伴随着令人厌恶的感觉"又来了"，约翰开始问自己"为何这件事又发生在我身上?"同时,他曾经的伴侣也正在体验着相似的预料之外的感觉,正如她在冥思"我以为约翰可能会不一样——为什么我之前没有看到他和其他人都一样?"

6.约翰感受无助、不被需要和压抑的扭曲情绪。在意识之外,他在脑海中告诉他自己:是的,我一直都是对的。我是不可以被爱的。所以这解释了为什么所有交往对象都抛弃了我。而他这位前伴侣体验到了一种熟悉的、正义的愤怒和冷酷的满意感,并伴随着某种愧疚感。无意识下,她重复着她的脚本信念:是的,所有的男性都在利用你,所以这就是为什么他们应该被抛弃。

每一次约翰和他的伴侣重复着这个片段,他们都在无意识地重演着童年的策略。在他们的婴儿期,这些策略似乎是应对糟糕情形的第二好方法。但仍没有满足他们初始的需求。这就是为什么在成人时期,约翰和他的伴侣反复寻找那些可以陪他们玩心理游戏序列的人。他们在尝试满足他们在婴儿期没有满足的需求。但因为他们在使用和婴儿期一样的策略,就必然得到同样不满意的结果。只要需求还没有被满足,这个人就一直重复着整个心理游戏的过程。

心理游戏可以长期玩下去,就像这个例子一样,也可以玩比较短的时间。

幻想和记忆

为了完成扭曲系统，你可以输入来访者的脚本性幻想和强化记忆的细节。这里有来自玛丽莲·查克曼（Marilyn Zalcman，1986）关于如何收集这些信息的技术。

请来访者回忆他带到咨询室里来的任何问题的所经历的场景。这个就像是他体验扭曲系统或者是玩心理游戏时，所感受到的扭曲情绪的场景。如果来访者愿意，邀请他去重新体验这个场景而不仅仅是回忆它。他可以用现在时态来描述这个场景。

脚本性幻想 当处于脚本中时，这个人可能会幻想一些事件：要么证明脚本信念和感受是合理的，要么防御它们。为了调查这些幻想，当来访者继续想象他的场景时，你可以询问以下问题：

"在这种情况下,你觉得最糟糕的是什么?"

记录这个答案,然后接着问:

"在这个情况下,你觉得最好的是什么?"

通常,"最糟糕"和"最好"的幻想都属于扭曲系统。

强化记忆 你可以在扭曲系统的右栏中，填入来访者的强化记忆。这些记忆要么是真实的，要么是想象的。出于汇编扭曲系统数据的目的，没有必要要求来访者区分两者。当处于脚本中，无论是哪一种情况，来访者会一直从这些记忆中筛选出符合脚本信念的信息，并"合理化"扭曲表现。

当来访者处在想象的场景中时，问他："在你生活中还有其他什么事件会让你想起这个场景？"

接着提问，探索最初想象的场景和现在回忆起来的其他场景有什么相似之处。相关的场景是来访者会在第一个场景中有相同的情绪，并且以类似的方式重复表现出来的场景。

问卷调查的最后一步是探索从强化记忆到剧本信念的反馈循环。询问来访者："所以总的来说，这些记忆向你展现了关于你自己和他人生活的什么信息？"和往常一样，在继续下一部分之前，记录问题每一部分的答案。

脚本的动态变化

在汇编扭曲系统时，你已经列举出人们为实现想要的改变而需要更新的脚本信念。但在邀请来访者开始咨询之前，你需要一条更进一步的信息。那就是：这个人以什么方式将他的各种脚本信念结合在一起？

当一个孩子在形成脚本信念时，他不会把每一个独立的剧本决定与其他剧本决定隔离开来。相反，他会巧妙地测试不同决定的组合，不断寻求最佳的生存方式，以满足自己的需求。所以，生活脚本不是由孤立的"章节"建立起来的僵化结构。相反，它是一个动态的、相互作用的系统。如果系统中的一个元素改变了，其他的元素很可能会相应地改变。

成人的脚本信念代表了一系列从童年开始的脚本决定。随着孩子的长大，这些并不会固化，而是会保留它们动态的特性。所以当你构思治疗计划时，你需要不断考虑这样一个问题：如果来访者做了这个改变，那么随之而来的还会有什么动态变化呢？

和其他决定相抵抗的一项决定

在防御来自父母消极的脚本信息的影响时，年幼孩子使用的方法是很巧妙的（Goulding and Goulding，1979：38-42；Stewart and Joines，2012：146-149）。有时，他会单纯忽略信息，甚至在他很小的时候，也能意识到它反映了父母的问题而不是他自己的问题。

另一个防御破坏性信息常用的方法是制订一个复合决定。它的一般形式是："只要我服从一个来自我父母的破坏性相对小的信息，我就可以避免服从这个破坏性的信息。"

比如，假设一个婴儿认为他的母亲给他的信息是"我宁愿你死了"。如果这个孩子服从这个信息，他将单纯地做这样的决定"我不可以存活下来"。

然而，为了生存，这个孩子很可能寻找很多的方式。假设他同样接收到母亲给的信号："你和你的需求对我来说都不重要"。没有语言，这孩子会得出这样的结论："我对妈妈来说不重要，这使我很痛苦。但是，如果我表现得毫不重要，那么我活着对于她来说也是可以的。"

和早期的决定一样，这孩子很可能将这个问题泛化。因此，他的复合决定变成这样："只要我对人们来说是不重要的，那么我就可以存活。"

因此，在这个例子中，这孩子认为"我不可以是重要的"是对更加破坏性的决定"我不可以存活下来"的一个神奇的、有条件的防御。注意，这个复合决定可以重新表述成：

"如果我让自己变得对任何人来说都很重要的，我就会死亡。"

这样的措辞表达可以更好地解释，这个类型的复合决定对"儿童自我状态"来说意味着什么。

婴儿的复合决定可能包括我在这一章前面部分就列举的12个早期决定的多样结合。然而，在大部分情况下，复合决定的功能就是防御"我不可以存活下来"。

防御脚本本体的应该脚本　通常，孩子在构造一个复合决定时，可能是使用一个应该脚本来防御一个脚本本体的决定。这里再使用孩子做早期决定"我不可以存活下来"的例子。如果他成功地推迟执行这个决定，到了童年后期，他可能会注意到，只要他努力工作，他似乎是可以被父母接受的。他的复合决定可能是："只要我努力工作，我就可以继续活着"。

再一次，通过这样的重新表述："如果我停止努力工作，我就会死亡"，这个问题的所有含义会变得很清晰。

人们会将这个复合决定当成一个复合脚本信念，带入成年人的生活中。

成年生活的复合信念　想想这个人，他在童年时期就做出了"如果我停止努力工作，我就会死亡"的复合决定。长大后，他并没有意识到他自己还在坚持着这一脚本信念，但是他意识到过度工作这个模式让自己不舒服，却"似乎不能放弃"这个模式。所以现在他来找你帮忙。

如果你不了解他的复合脚本信念，你可能假设他会通过做一些简单的行为改变，来打破过度工作的习惯。比如，你可能建议他把一些工作委派给别人或者休假。

然而，这对于"儿童自我状态"的来访者意味着什么呢？如果他做出这些改变，他就不再需要根据他的信念"我必须努力工作"来行动。这可能意味着他已经放弃他童年以来一直用来避免"我不可以存活下来"这一早期决定的"神奇的防御工具"。

如果这位来访者继续放松工作，那么将可能会发生什么？有一段时间，他可能会享受新的闲暇时光。但很快，他会开始感到无聊、沮丧，报告说"有太多空余时间"。他可能会寻找借口回到

　　6　探索个人的童年经历

工作中，或在他的空余时间做无偿的义务工作。

从表面上看，好像你的来访者在蓄谋破坏有建设性的改变。但是从"儿童自我状态"的角度来看，这完全不是破坏。这可能是避免毁灭的一项紧急措施。

治疗方向的含义

无论何时，如果一个人正在使用一个脚本信念来防御其他的信念，他带到咨询中的第一个问题，很可能投射出来的是被用作防御的一个信念，而不是被防御的信念。

在前面的例子中，来访者正在使用"只要我努力工作，就能被接受"的信念来防御早期的"我不可以存活下来"的信念。然而他来找你是因为过度工作让他不舒服，而不是因为他在考虑自杀。

在前面的例子中也类似：那个在童年时期决定"只要我对人们来说是不重要的，那么我就可以存活"的人，来开始咨询，是因为她在期待她想要什么或与权威人物打交道方面遇到棘手的问题，而不是因为他感觉想自杀。

在这样的情况下比较理想的是，你会计划你的治疗顺序，在你解决被用来防御的信念之前，你要解决和化解这个人一直防御的脚本信念。在这个过度工作的来访者例子中，一旦你和他达成了一份改变的合约，意味着你主要的目标将是邀请他无条件地允许自己继续活下去。当他放弃了"我不可以存活下来"的信念时，就会对他一直用作防御的其他信念的需求越来越少。因此，他可能会发现，他现在可以相对容易地缩减工作量，并且减少"破坏性"的冲动。

我说的这个"理想情况"是解决复合决定最好的顺序。然而，在实践中通常相对复杂。当你对来访者扭曲系统作初始分析的时候，你可能无法立刻说出某一个脚本决定是否在防御另一个脚本决定。只有在你开始和来访者改变的工作之后，注意到他正在"破坏"或"抵制"某一个特定的改变时，你才知道。在这种情况下，你可能会重新审视你最初对他的扭曲系统的看法，并考虑你可能错过了一个复合信念，或者是以错误的顺序来处理一个信念。

一个有用的事实是，应该脚本信念通常被用作对脚本的本体信念的防御，而不是以其他方式。因此，当来访者所呈现的问题明显与应该脚本相关时，要想一下来访者是否一直使用这个信念来防御一个可能更具有破坏性的脚本的本体。如果真的存在这样的可能性，规划一下你的治疗，让来访者优先化解更具破坏性的信念。

复合信念和悲剧性的脚本结果　有一个普遍的原则，帮助处理脚本信念的顺序。如下：

● 在你邀请来访者改变脚本的任何其他部分之前，始终要设置保护措施以防止悲剧性的脚本结果。

如我曾解释的一样，在你开始改变的工作之前，你无法确定，来访者是否用一个特定的脚本信念来防御其他更具潜在破坏性的脚本信念。只有当来访者放弃了一个信念并且揭示出一直被他防御的其他信念时，这种情况才会发生。

但是若揭示的是"我不可以存活下来"这一信念该怎么办呢？不可否认，结果通常只是你的来访者"抵制"或"破坏"其他一些改变。但是，他总是有机会采用童年早期的方式，杀害或者伤害自己。另外，他可能通过其他两个悲剧性的脚本结果来诠释早期决定，可能是杀害或伤害其他人，或是发疯。

由于这些可能性很危险，你显然不能基于试验和试错来继续工作。相反，在你邀请来访者实践任何其他的脚本改变之前，你必须确保他采取了安全保护措施去防卫三种悲剧性的脚本结果。

约翰：复合决定和治疗方向

约翰脚本的基石就是"我不可以存活下来"的信念，这是在他童年早期对从他父亲得来的破坏性信息的回应。在我的判断中，约翰将这一信念与脚本的本体中其他信念"我不可以容易亲近"相结合，来防御"我不可以存活下来"的信念。所形成的复合信念是这样的："只要我不亲近任何人，我活着是可以的。"

了解了脚本的动态性之后，我很清楚关于"我不可以容易亲近"的任何正面对抗，很可能导致约翰的"反抗"或"破坏"。如果约翰得到认可去接近其他人，他首先需要给自己一个保护措施，来防御致命性的"我不可以存活下来"的早期决定。

你怎么能够邀请你的来访者采取保护措施，以防止悲剧性的结果，这对持久的脚本改变至关重要吗？在接下来的章节中我们一起看看如何完成这一点。

技能实践

这是识别扭曲系统信息的拓展技能训练。这个训练被设计成两人一组，一个是"提问者"，另一个是"探索者"。一旦整理出第一个探索者扭曲系统的细节，互换角色并重复训练。每一个回合可能至少需要一个小时。

为了达到练习的目的，我强烈推荐——以及在接下来章节的所有成对练习——探索者应该带来他生活中想要解决的一个真实问题，而不是扮演一个来访者。（如果按照在你练习环境中的实践标准，必须通过角色扮演才能完成练习，这个进程仍是有效的，但会"奏效"，它会失去一些即时性，并且必然涉及"双重猜测"

来访者的内部经历。）

关键技能：当你在练习中编译探索者的扭曲系统数据时，请与探索者协商。那就是：在写下任何事情前，和探索者分享你的想法，询问他对此的反应。比如："我觉得你的真实情绪可能是生气。这对你意味着什么呢？"因此，整个练习变成了一个合作的活动。

提问者：拿出一张大纸，或者一个白板，仿照图3.1做一张自己的扭曲系统图。在每列下面留足空间。在这个空白图下，你可以写满关于探索者扭曲系统的各个细节。快速且直观地工作。你在图中写下任何详情之前，和探索者分享你的想法，让他给予回应。

设置场景 对你的探索者说："回忆一个近期让你不满意或者是痛苦，最后让你感觉很糟糕的场景。不需要找特别令人可怕或是灾难性的场景——事实上，为了这个训练，你最好选择一个'中度可怕'的场景。当然，如果你不想，你不必重新体验那个糟糕的感觉。现在，你可以继续并想象自己回到那个场景吗？"

脚本信念和情绪 为了获得脚本信念，向探索者提问："在那个场景中，你脑海里是如何评价你自己的？其他你所关心的人？生活于其中的整个世界？"在继续往下提问之前，先得到每个问题的回答。在图中写下这些答案，关于自我、他人、世界的信念。

[提示：在练习的任何时间，探索者可能会自发地想起一些属于之前标题的信息。比如，当你稍后询问一些关于扭曲系统的表现时，你的探索者可能说：等等，我刚意识到我一直在相信"世界是一个危险的地方"。如果是这样的话，要倒退回去并在合适标题下增加新信息。]

你如何输入在脚本决定期间被压抑的情绪？事实上，当人们处于扭曲系统时，这些情绪就被压抑了，探索者在他报告的场景中不会清楚地意识到这些情绪。

[提示：你只需问："在那样的场景中，你感受如何？"几乎所有的探索者报告的感觉都是一个扭曲的情绪。因此，你需要移动到中间的列（扭曲表现），在"报告内部体验"下加入所报告的情绪。]

随后你返回到"被压抑的情绪"模块中，使用在前面章节中所描述的任何一个技术去觉察真实的情绪，或者是被扭曲系统所隐藏的情绪。比如，你可以使用递归的提问（"你觉得这些感受怎样……"）或和探索者讨论哪种真实情感可以最好地解决这种情况。有时候，在探索者进入扭曲情绪之前，他可能已经体验到了短暂的真实情绪。比如，如果在场景中的扭曲感受是令人恼怒的，他可能在那之前有一瞬间感到害怕。

6 探索个人的童年经历

扭曲表现　现在移动到扭曲表现那一列。为了列举探索者可观察的行为，让他像放电影一样想象当时那个场景，并把自己放到场景中。邀请他报告自己的话语、语气、手势、姿态和面部表情。他在表达什么样的扭曲情绪？将这与他在现场所经历的扭曲感觉进行对比。在这个标题下，记录任何组成扭曲或心理游戏的重复行为。

在内部报告体验中，注意探索者在场景中身体任何部位感受到的紧张感或不舒适感。比如，他头痛吗？胃痛吗？脖子痛吗？记住，"没有感觉"是感觉的一种。邀请他回想，注意是否有身体的某些部位被遗忘。

接下来，询问关于幻想。让探索者想象回到了场景中，问他："你觉得接下来将会发生的最糟糕的事情是什么？"邀请他回复他脑海中想到的第一个回应，不管它多么稀奇。接着，问他："你觉得将会发生的最好的事情是什么？"这个幻想也是扭曲系统的一部分，因此以同样的方式记录它。

强化记忆　现在来到强化记忆那一列。邀请探索者放飞自己的想象，并回忆与分析过的场景相似的场景，这些场景可能是近期发生的事也可能是很久以前发生的事。检查他回忆起所经历的同样的扭曲情绪和记录在"扭曲表现"那一列下方的是否一样。正是这种扭曲情绪的持续存在使记忆变成了强化记忆：满载的扭曲记忆就像是赠品券一样（见第3章），孩子可能会将这些记录储备来"合理化"一个负面的脚本结果。

反馈循环　最后，检查从强化的记忆返回到脚本信念和感受的反馈循环的现状，从而保持整个封闭系统的运行。向探索者提问："那么这些记忆向你展示了关于你自己/他人/生活的什么？"先记录每个问题的答案，再开始下一步。

识别复合信念　现在，在已经汇编完成探索者所选场景的扭曲系统之后，再次回头看你所列出的脚本信念。在与探索者协商的过程中，考虑这些信念是否在共同运作从而形成一个复合信念。举例来说，如果你已经列出了应该脚本信念"我必须取悦其他人"和早期脚本信念是"我不可以亲近"，考虑一下探索者是否一直生活在"我只有取悦他人，才能与他们亲近"的复合信念中。

作为探索者，一旦完成了这个练习，你会发现保持对自己扭曲系统结果的关注是很有用的。你可能会发现你的潜意识向你提供了更多的细节，你可以把它们添加到"初稿"中。这个反过来给你提供额外的信息，在治疗中你可以用它们帮助你脱离不想要的扭曲系统模式。

　　　　　　　　　6　探索个人的童年经历

1. 伯恩（1966：22-23）建议治疗师问自己"我在玩什么游戏"，而不是"我是在玩游戏吗"，考虑到你自己的实践，你在多大程度上同意伯恩的观点。

2. 你最喜欢的心理游戏和扭曲是什么？如果有的话，它们会以什么方式影响你作为咨询师或治疗师的工作？

3. 伯恩继续建议那些已经识别心理游戏的治疗师，应该"校准自己"，也就是，应该边做边纠正，以补偿他的心理游戏。在典型的神秘主义风格中，伯恩没有继续在实践中具体说明这个"校准"该如何被完成。如果你认识到你已经"校准自己"，你是怎么做到的？如果你没有"校准自己"，你觉得有必要去做吗？你会如何做呢？

拓展阅读

在《沟通分析咨询的开展》的观点 6（Stewart，1996a：48-54）中描述了另一种收集脚本信息的方式，这种方式是脚本问卷。

《今日 TA：人际沟通分析新论》的第六部分包含了对扭曲（包括扭曲系统）和心理游戏（Stewart and Joines，2012：225-277）的拓展讨论。

伯恩的畅销书《人间游戏》（Berne，1964a）并不是学习心理游戏的一个很好的书籍。关于心理游戏的定义，在伯恩的另外一本著作《人生脚本——说完"你好"，说什么？》中有详细描述，如果你想要阅读伯恩关于心理游戏的终极思考（Berne，1972：23-25,156-158），那么推荐后者。

放弃悲剧性的结果

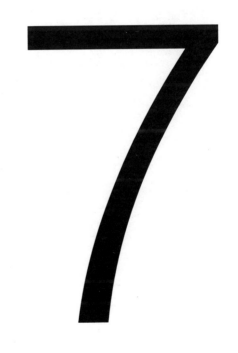

你可以回忆一下，在第 3 章中，我们曾提到三种悲剧性的脚本结果。它们是：

- 杀死或伤害自己。
- 杀死或伤害别人。
- 发疯。

大多数沟通分析师，都有这样的观点：为了实现持续性的改变，来访者所要做的最重要的一步是放弃这三种悲剧性的结果。

关闭逃生舱

沟通分析认为，一次放弃或永久放弃这三种悲剧性的结果，都是可能的。这可以通过一个程序来实现，在沟通分析的理论中，这个程序被称为"关闭逃生舱"。来访者决定并且宣布自己在任何情境下，都不会杀死或伤害自己、杀死或伤害别人、发疯（Boyd and Cowles-Boyds，1980；Drye，2006；Drye，Goulding and Goulding，1973；Goulding and Goulding，1979：55-69，215-240；Holloway，1973；Stewart，2010）。

至关重要的是，这个陈述并不构成对咨询师的承诺。这是来访者对自己做的决定。你的角色是一名见证者。当然你也必须观察，来访者在陈述自己的决定时可能表现出的一些不协调。

来访者可能刚开始会怀疑自己是否有能力坚定地、永远地做出这一承诺。但是经验告诉我们，做了决定的人能够而且确实会坚持下去。

关闭逃生舱成为脚本改变的基础

为什么关闭逃生舱是脚本改变的核心？博伊德和考尔斯-博伊德（1980：227）是这样解释的：

> 儿童思维通常与逃生舱有关，其形式是："如果事情发展得足够糟糕，我可以杀死或伤害自己、杀死或伤害别人、发疯"。无论这三种悲剧性的选项看起来多么极端和糟糕，它们被"儿童自我状态"用作在无法容忍情境下的最终解决方案。逃生舱一直开着的病人致力于保留不良情绪，以维持悲剧剧本的可

用性,使得要发生改变的合约难以奏效。

杀死自己这个选项，被认为是最基础的逃离方式。另外两个逃离
方式被认为是自杀的替代性选择。孩子可能会决定：我用杀死别
人来代替杀死我自己。对于发疯者来说，决定是这样的：与其终
止生存在这个世界上，不如终止成为有思考能力的人（Mellor，
1979）。

在关闭逃生舱时，来访者以"成人自我状态"许下了承诺，放弃
这三种悲剧性的选择。因此，他决定要对所处的情境负起责
任。他意识到他有改变自己所处情境的力量。他能够自由地经
历和拥有一系列的情绪反应，而不用害怕自己会失控。

他不再需要去收集很多坏情绪，来证明自己的悲剧性脚本是合理
的。因此，他也可以停止设置一些痛苦的情境，来让自己不断收
集那些情绪。

之前，他用来维持自己坏情绪的那些能量现在可以用于其他用途
了。如果他愿意的话，他可以在咨询过程中使用它来实现改变。

逃生舱和自我状态

随着关闭逃生舱，来访者会用
成年人的力量，控制自己的行
为。那就是，他在"成人自我状态"下决定。逃生舱程序并不是
为了解决仍然与悲剧性结果相关的任何"儿童自我状态"的事
件。他的决定是："无论感到多么糟糕，我都不会杀死自己或者

他人，不会伤害自己或者他人，也不会发疯。"

但是，经验告诉我们，来访者内在"儿童自我状态""听到了""成人自我状态"无条件的承诺，这以一种内在对话的方式发生。逃生舱的关闭对"儿童自我状态"的自我来说，意味着什么呢？突然，这种"难以忍受的情境下的终极解决方案"不再适用，结局就是整个脚本结构被拆解。这就像是关闭了逃生通道，拔出了整个脚本结构的中心钉。他丧失了他使用多年的终极解决方案，这种方案可以为他熟悉的脚本感受、想法和行为辩护。从"儿童自我状态"，他可能会问：那么现在我该用什么来代替过往那些方法呢？

这种评估，很大程度上是在无意识中发生的。对于有些来访者来说，它可能会平缓地发生。对另一些来访者来说，"逃生舱"关闭后，可能会立即出现"儿童自我状态"对新的"成人自我状态"承诺的反应。这种反应往往是惊恐而不是愉悦。回想一下，对来访者的"儿童自我状态"来说，逃生舱是当事情变得很糟糕的时候使用的终极办法。但是，现在这些方法突然都不能用了。这可能反映在逃生舱关闭后随即产生的身体迷失感。来访者可能会报告，他有一种"滑稽"和"飘飘然迷惑"的感觉。他可能还会感受到一种和刚达到的"成人自我状态"不太匹配的情绪。当约翰最终关闭逃生舱的时候，他愁眉苦脸地抱怨：这意味着我丧失了自己最舒服的摆脱困境的方法。他最舒服的摆脱困境方法是用拳猛击门。有些来访者，从"儿童自我状态"的反应，可能不会马上显现出来。而是在逃生舱关闭后的几天或几周内变得明显。在这段时间中，来访者可能会觉得自己的情况"越来越糟"，而不是"好转"。惊恐、生理上的疼痛、头痛、睡眠障碍、抑郁都可能会被经历（Cowles-Boys，1980）。在这种情况下，你可以向来访者保证，他们持续增加的不舒服是一种积极变好的表现。

随着时间的推移，来访者"儿童自我状态"逐渐调整到适应现实的新的状态。从最初惊恐的状态，慢慢过渡到他找到"儿童自我状态"下对这个问题的答案："逃生舱不好用的时候，我可以做些什么？"他开始意识到，在"儿童自我状态"，他不再需要囤积不好的感觉来"证明"某一天通过逃生口是合理的。因此，他也降低了创造过去使用的那些产生坏情绪的痛苦模式的"儿童自我状态"动机。

因此，当一个人关闭了逃生舱，他可能会发现他开始以建设性的方式改变他的行为，即使他并不是有意这样做的。这个过程会给予咨询中的合约工作更多方向上的指导。

相反，当咨询还在进行时，如果来访者的逃生舱有一个或者多个是开放的，会发生什么呢？很可能是他会蓄意破坏他所宣称将要达到的目标。实际上，在来访者意识内，这并不是"蓄意破坏"。在"儿童自我状态"，情况似乎正好相反。来访者还是有这样的想法，如果有一天，事情变得足够糟糕，他可以逃进一个逃生舱。只要他有这样的想法，他就会进入之前熟悉的模式，这种模

7 放弃悲剧性的结果

式是他所习惯用来"证明"他有杀死、伤害自己或者他人，以及发疯的可能性。

关闭逃生舱作为一种保护

关闭逃生舱被认为是一种对身体的保护，来对抗他真的杀死、伤害自己或者他人，以及发疯的可能性。经验表明，关闭逃生舱的决定如果是来访者在"成人自我状态"下做出的，它真的能够有效地保护来访者远离这三种可能性（Drye，2006；Dry et al.，1973）。因此，为了帮助来访者关闭逃生舱，你需要提供的一种非常重要的元素，即"保护"（见第1章）。

假设来访者不愿意关闭一个或者多个逃生舱，这是在警告你们，他依旧保留着这些"终极方法"。如果真是这样，你需要延展临时保护，直到他关闭所有的逃生舱。我将要在后面章节描述如何做。

如果来访者表面上同意关闭逃生舱，但是以一种不协调的方式展示出一些"儿童自我状态"保留的信号。这时，你可以将之认为是对关闭逃生舱的一种公开拒绝。

关闭逃生舱作为治疗序列的一部分

博伊德和考尔斯-博伊德（1980）这样建议：

在咨询的过程中，对于所有来访者来说，逃生舱都应该常规地越早关闭越好,而不需要等到确认悲剧性的脚本结果之后。

在这里需要澄清的是,博伊德们的建议中,这两个术语的使用,"常规地"和"越早关闭越好"。

- "常规地"。博伊德夫妇所强调的是你"常规地"邀请来访者关闭逃生舱,这意味着将它作为一个标准实践程序,询问每一个来访者是否要关闭逃生舱,无论来访者是否呈现出杀死、伤害自己或者他人,以及发疯的问题。他们绝对不是说关闭逃生舱可以成为"例行公事",也不是说它可以"死记硬背"。相反,对很多来访者来说,关闭逃生舱是一个改变过程中非常关键的元素。非常需要你专业技能的应用和判断力。
- "越早关闭越好"。博伊德夫妇建议:在治疗中应该"尽早"关闭逃生舱是指你应该在咨询中尽早这样做,让每个处于"儿童自我状态"的来访者都以相同的方式完成这个转变。他们的意思并不是说你应该在第一次或前几次咨询中邀请每个来访者关闭逃生舱。只有一小部分来访者可以在数次咨询之后完全关闭逃生舱,但是对于其他来访者来说,可能需要数月或者数年才能达到。

不可否认,有些人在早年决定中,并没有开放三个中的任意一个。另一些人可能在早年开放这些逃生舱，但是在来做心理咨询之前，已经将它们关闭了。邀请这样的来访者关闭自己的逃生舱，也不会有什么害处。来访者会顺利地完成这个过程，一致而轻松地从"儿童自我状态"做出决定。

更常见的是，来访者还会有一个或者多个逃生舱开放。表面上看，来访者呈现的问题，和杀死、伤害自己或者他人，以及发疯没有关系。然而，他很可能为自己制造一些麻烦，因为他并没有意识到自己开放着逃生舱中的一个。你和来访者可能需要很多个阶段的咨询来弄明白来访者有多少个逃生舱是开放的，以及"儿童自我状态"这样做的动机是什么。与其等这么久，你不如直接简单地邀请来访者以"成人自我状态"做出关闭所有逃生舱的决定。这可以让他简单而又安全地进入合约式的改变，这样做的原因我在本章的开头已经描述过。

如果来访者没有准备好关闭所有逃生舱，那么这就将变为你优先做的事情，无论来访者当前呈现的问题是什么。

什么时候你可以邀请来访者关闭逃生舱？

考虑到在咨询的第一阶段或者前几个阶段就邀请来访者关闭逃生舱，并不是一个很好的方法。那么，你可以多快邀请他们呢？对于这个问题，并没有标准答案，但是有一些实践性的操作建议。

在第2章，我们对治疗计划有过讨论，你已经知道，在跟来访者提关闭逃生舱的问题之前，你应该已经完成了治疗的初始阶段：姓名、初始谈话、初诊、合约的商定、诊断和评估。在实践中，这些步骤可能需要至少四个阶段，通常会更多。接下来你可以和来访者做进一步的探索工作（问题表述），这可能也要花费一点时间。当然，在脚本改变之前，你和来访者也需要花一些时间研究治疗合约的细节（详见第8章）。

我建议，作为一个务实和灵活的指导原则，你可以考虑大约在第五次到第十次会话阶段之间，提出"关闭逃生舱"的话题。因此，这将会和问题表述和早期阶段的合约制订相符。如果我们不考虑"会话次数"，而是考虑你和来访者之间的关系，那么你可以等到你有一种感觉（在"成人自我状态"和"儿童自我状态"），即来访者已经进入咨询过程，正在了解你，并表现出积极的改变动机时，再提出逃生舱关闭的话题。

"提出这个议题"，我的意思是你可以向来访者解释关闭逃生舱的目的，如果她决定这样做的话，跟她说明关闭逃生舱的过程。你是否立即采取行动来邀请来访者关闭逃生舱是基于你"成人自我状态"的判断和"儿童自我状态"的直觉，基于你从来访者那里得到的语言和非语言反应。有时，让来访者带着"关闭逃生舱"这样的想法度过几个阶段的咨询，然后在真正邀请他关闭之前，再次提起这个议题，也是个不错的主意。

一旦你邀请来访者关闭她的逃生舱，她会用多久来完成这件事？

答案是"就用她所需要的时间"。作为一名咨询师，我的建议是：不要着急，不要催促。同时，要意识到绕过关闭逃生舱的问题直接"进入咨询工作"的诱惑。直到来访者完全地、一致地关闭逃生舱，关闭逃生舱是最重要的工作。

不适合邀请哪些人关闭逃生舱？

这里的问题是，"你有没有过这样一些情境，还没有邀请来访者关闭逃生舱，你们已经一起进入脚本改变的阶段了？"

就像前面引文中所提到的一样，博伊德（Boyd）和考尔斯-博伊德（Cowles-Boyd）在他们颇具影响力的文章中给出的答案就一个词"没有"。他们的立场是，你应该先邀请你的所有来访者关闭逃生舱。我也同意他们的观点：向来访者提出"关闭逃生舱"的议题，或者邀请他们关闭逃生舱，这两点对来访者来说，永远有益无害。这个观点常常让一些非沟通分析领域的咨询师感到吃惊。（你的意思是说，当来访者还没有讨论到自杀这个话题的时候，你就提出了自杀这个话题？但是这样做，你会不会把"自杀"这个想法植入来访者的大脑中？）当用脚本理论的观点来看待这三种悲剧性的结果，我们就会发现：如果一个人已经在他的脚本信念里面，有"我不可以存活下来"这样的信念——像绝大多数人那样——跟他们讨论这个议题，并不会给他们"植入"

这个信念；相反，跟他们讨论这些，会使得他们把"存活"的信念带到他们的成人意识层面，让来访者更容易做出一些改变。

在过去的十年里，对于沟通分析将关闭逃生舱作为一种治疗程序的观点，有很多讨论和争议。有些沟通分析师建议，我们可以将逃生舱这一问题视为评估和掌控风险的一部分，如果你想进一步仔细探索这个有争议的议题，你可以参考本章最后的"拓展阅读"。总结一下讨论的现状：所有的沟通分析师都同意，在改变的过程中，需要向来访者提供足够多的保护，来防御这三种悲剧性的结果。至于关闭逃生舱是不是提供这种保护的最有效方式，存在一些争议。在这个悬而未决的事宜上——如果我们达成一致的话——我给你的建议是：如果有疑问，务必确保稳妥。

在实践中这意味着什么。我个人的看法是：如果你在让来访者认真思考改变脚本而没有邀请他关闭逃生舱，请务必带着这个案例去找督导。督导很可能会关注以下两个领域：

1. 保护：如我们所见，关闭逃生舱是对来访者的一种重要保护手段。对于沟通分析师来说，在任何时候都为来访者提供最大限度的实际保护是一种道德和职业上的要求。因此，如果你打算继续开展改变工作，而不考虑关闭逃生舱，那么你需要随时提醒自己：你打算做其他什么事情来给来访者提供保护呢？

7 放弃悲剧性的结果

有一种提供保护的方式是，咨询师为来访者提供物理保护，这样有利于防御悲剧性的结果。这种做法在沟通分析理论中也有所阐述。举例来说，再决定治疗学家们会用"马拉松"的模式（团体治疗持续数日或数天）来提供保护，与来访者签订合约，在整个"马拉松"治疗模式期间待在场地内（Goulding and Goulding, 1979: 7, 215 - 240）。

如果你没有在这种受到保护的模式下工作，而且没有关闭逃生舱，提供物理保护必须成为一个主要问题。作为一名督导，我的立场是：我不允许我的被督导者们，在没有关闭逃生舱的情况下，继续进行脚本改变，除非我确信他在受到保护的环境里工作。

2. "成人自我状态"的可用性：我们已经看到，关闭逃生舱只有在"成人自我状态"下才能做出。这意味着，如果有些人没有有效的途径进入他们"成人自我状态"的功能，关闭逃生舱的程序很可能是无效的（或者，至少作为咨询师的你无法事先清楚它的效果）。这也意味着在实际工作中，对以下这些来访者不能实施关闭逃生舱的标准程序：严重的脑部损失、发作期的精神病患者，或者目前在滥用药物状态下（关于和最后一组来访者群体咨询工作的讨论，可以参考Boliston Mardula, 2001）。回到我们刚才思考的问题：如果你没有邀请来访者关闭逃生舱，你可以给来访者提供其他什么样的保护？

更为微妙的是，有一些来访者，他们的个性结构使得他们虽然可以使用"成人自我状态"，但在跟你交流的时候，他们不太可能任何时候都能在很大程度上使用"成人自我状态"，除非他们完成了大量的脚本转换。在这里，我们提到的来访者可能是指来自精神病学诊断的，例如人格障碍（American Psychiatric Association，2000：685 - 729）。在我的经验中，这些人格障碍往往是边缘型人格障碍、自恋型人格障碍，以及依赖型人格障碍。与这些来访者工作，你可能会陷入进退两难的困境：一方面，他们不太可能会一致地关闭逃生舱直到他们产生脚本改变；另一方面，如果在逃生舱没有关闭的情况下，就邀请他们进行脚本改变，会存在潜在的风险——来访者可能真的会进入一个逃生舱。

针对这样的来访者如何开展工作的详细探讨，不在本书的范围内。在这种情况下，督导是一个关键。我建议，在任何时候你要问自己这个问题："我是否要在没有邀请来访者关闭逃生舱的情况下，就和他开展工作？"或在这之前，还应该先问自己这个问题："我应该和这个来访者工作吗？"

关闭逃生舱对咨询师的作用

想要有效邀请你的来访者关闭逃生舱，你必须自己已经先关闭了你的逃生舱。

如果你自己有一个或多个逃生舱未关闭，你邀请来访者关闭它们时，你将无法保持一致。也许这个过程你并没有流露，哪怕一点点想要自杀或伤害他人或者发疯的想法。但是，你还是需要花一些时间，以来访者的角度到其他的咨询师那里，走一遍关闭逃生舱的流程。在你对自己的来访者执行这个程序之前，你必须关闭它们。

关闭逃生舱的程序

在本章的其余部分，我将以我和约翰的工作为例来说明关闭逃生舱的程序。他花了很长时间来做出这个决定，其实在我们第五阶段的咨询中，我就提出了这个议题，但是直到第11次咨询，他才完全关闭所有的逃生舱。一旦他这样做了，他很快就获得了进一步的脚本改变。

关闭逃生舱

1. 关闭逃生舱意味着，来访者决定并表示：他在任何情况下，都不会杀死、伤害自己或者他人，以及发疯。

2. 来访者自己做决定，咨询师扮演见证者的角色；来访者并不是对咨询师做承诺。

3. 关闭逃生舱的决定是在"成人自我状态"下做出的，而非是在"儿童自我状态"或者"父母自我状态"。

4. 为了保证关闭逃生舱的有效性，程序不能以"生搬硬套"的方式进行。它需要你应用全面的专业技能和决定来评估来访者的一致性。它要求来访者在咨询中已经做了全心全意地关闭舱门的准备。

5. 为了关闭逃生舱，来访者自己做出的不杀死或伤害自己或者他人，以及不会发疯的承诺，都必须是长久且无条件的。来访者承诺，无论发生什么，在其自然生命的剩余时间，他都要让逃生舱关闭。否则就意味着逃生舱没有完全关闭。

6. 这三个逃生舱应该被同时提及。如果来访者还留有一个或者多个逃生舱，其中一个的关闭可能会增加他使用其他几个的可能性。

7. 在关闭逃生舱的过程中，来访者和咨询师都应该在"成人自我状态"下操作。如果你察觉到任何不一致的情况，最好假设逃生舱没有关闭。

逃生舱的关闭是一个决定，而不是一个合约（Drye，2006）。只要来访者和咨询师同意，合约是可以重新审视、重新商量和修改的。相比之下，关闭逃生舱的本质是"来访者的决定是永久的、不可撤销的。"

措辞　我和约翰在咨询中使用的程序，是典型的沟通分析实践程序。我向他解释了这个由三部分组成的决定的具体内容。我会这样说：

> 在沟通分析中有一个程序，我们称为"关闭逃生舱"。我相信这是让你产生持续性改变的一个重要步骤。逃生舱的关闭，意味着你决定，在任何情境下，都不会杀死、伤害自己或者他人，以及发疯。如果你愿意继续，并且做这些决定，它们将会是你为自己做的决定。它们不是你对我的承诺。我的工作是扮演你的见证者。我也会及时和你反馈，你是不是以"成人自我状态"来工作，以及你是否不自觉地流露出"儿童自我状态"。
>
> 如果你做出了这些决定，它们将是永久的，也是无条件的。不管发生什么，不管你的感受如何，你都决定永远不那么做。因此，你需要点时间来思考这件事。你愿意继续往前走，并且关闭逃生舱吗？

就像很多来访者一样，约翰和我展开讨论关于他是否要做一个这样永久且无条件的决定。讨论有时候是在"成人自我状态"下，但他也做出了"儿童自我状态"时对自己能否为自己的行为和思想负责的怀疑的反应。对他的疑问，我的回答是"肯定的"，人们可以做出这种永久且毫无保留的决策。我告诉约翰，我知道已经有很多人做出了这样的决定，并且坚持到了最后。我补充说，我自己也关闭了逃生舱。因此，我个人也可以保证，永久地、无条件地关闭逃生舱是可能的。

虽然约翰依旧存在疑虑，但我知道，在这些疑虑完全解决之前，与它们待在一起是很重要的。无论呈现出来的问题是什么，在此刻要处理的问题是：来访者为自己的行为和思考负责的能力。尤其是，他需要确认自己可以控制住杀死、伤害自己或者他人，以及发疯的冲动。对于约翰这样的来访者来说，这可能会花费很长时间，并且可能这是他们在咨询中做的主要治疗工作。

在我们的第11次咨询中，约翰终于说，他准备关闭所有逃生舱。然后，我向他概述了表明他的决定的方式：

好，如果你愿意继续并且关闭逃生舱，你可以为自己做出以下决定：

● 在任何情境下，你都不会杀死或伤害自己，或者尝试杀死或者伤害自己，或者故意或者意外地创造一些杀死或者伤害自己的情境。

- 在任何情境下,你都不会杀死或伤害别人,或者尝试杀死或者伤害别人,或者故意或者意外地创造一些杀死或者伤害别人的情境。
- 在任何情境下,你都不会发疯,或者尝试发疯,或者故意或者意外地创造一些发疯的机会。

　　如果你愿意,你可以用不同的词。关闭逃生舱意味着清楚地表明你做出的决定是永久的,并且是无论什么情境下都如此的。请只在你能真心实意地说出这些决定的时候再说。因此,如果你真的愿意,现在就去做这些决定吧。

检查是否存在不一致　在关闭逃生舱的程序中,你需要监测你自己和来访者的状态。尤其重要的是,你需要对来访者进入"儿童自我状态"保持警觉。如果真的是这样,他的承诺很可能是对你的承诺,而不是他自己的决定。就像很多的承诺一样,不是为自己做出的,是"注定要被打破的"。

不一致可能会以一种非言语的方式透露。举例来说,来访者可能会用手遮住嘴巴;他可能会轻声笑、做鬼脸或者摇头。无论你什么时候侦查到这种不一致,都假设来访者不相信自己的陈述。你可以这样对他说:当你做出不会杀死、伤害自己或者他人的陈述时,你用手遮住了自己的嘴巴。你能把手从你的嘴巴上拿开吗?

现在你还愿意做出这样的陈述并认真对待它吗?

你可能还会听到口头免责声明,例如:

"我绝不会自杀。"

"我没有自杀的勇气。"

"我从来没有想要伤害其他人。"

在这些情境下,你必须意识到来访者真正想要表达的。所有这些申明,都不能代表这个表述:"我将永远不会……"。你的任务是意识到你的来访者正在传达的隐秘信息。每一次他这样做的时候,你都应该引起他的注意,问他是否愿意做一个声明,并认真对待,而不放弃。如果他不愿意这样做,不要强迫他仓促应付或者敷衍了事。相反,经过一段合理的时间之后,适当地叫停。告诉你的来访者,在你看来,他并没有准备在任何条件下都关闭逃生舱。然后,你和他可以开始探索他通过不关闭舱门想要为自己设置的东西。但是,首先,你需要为他设置临时性的保护。我将在后面的章节中描述如何做到这一点。

在整个过程中,你也必须监测自己是否存在不一致的情况。尤其要时刻警惕你不知不觉进入"父母自我状态"的那些特征。任何暗示例如:"我希望你能够……"或者"你能做……吗?"或者"你必须去做的是……",来访者很可能会以"儿童自我状态"来进行回应。

例外情况　有些来访者说，他们愿意关闭某些特定的逃生舱，但是有一些例外情况。比如：

> "我永远不会自杀。但是如果我生了重病、年纪很大、身体很痛，抑或是成了植物人，就可能自杀。"
>
> "在一般情况下，我绝对不会自杀。除非发生了例如核战争，每个人都会由于辐射而死亡，我可能会终结自己的生命让自己脱离痛苦。"
>
> "我永远不会伤害或者杀死别人。但当我看到一个成年人在殴打小孩子，我就觉得攻击这个成年人是正义的。"
>
> "当别人正要杀死我的时候，我会杀死他。"

你可以将这种意外看成对关闭逃生舱的断然拒绝。因为无论这些理由在社会层面上看起来多么合理，但是不可告人的"儿童自我状态"的目的就是让悲剧性的脚本信息继续开放，如果事情变得足够糟糕，有朝一日可能会被调用。来访者所描绘的这种最糟糕的剧情，是由他"儿童自我状态"幻想出来的，而不是会在现实生活中真实发生的。如果你进一步探索这些例外，他们可能会引导你和来访者进入富有成效的洞察力领域。对于这些例外情况的范围，提出一个"成人自我状态"的问题是有效的。例如：

> "告诉我发生过什么事情，让你知道核战争会爆发。有人

真的在某处投放核武器吗?"

"有人对你做过什么,让你认定他们想要杀了你?"

"如果有人正在袭击别人,你会袭击他。这听起来你想要取代警察的工作,是这样吗?"

在实际生活中,关闭逃生舱意味着放弃某些选项,即使它们在"成人自我状态"是合理的。一个例子可能就是对重症病人的安乐死。在关闭逃生舱的时候,来访者就自愿放弃了这些选择。他需要去平衡永久性地关闭逃生舱带来的潜在损失以及从中获得的好处。

事故 有些时候,来访者可能会陈述一个相似的意外情况,他可能会说,是意外地进入某种逃生舱。例如:

"我永远不会自杀。但是我不能保证我的车不出事故,因为现在的路况很糟糕。"

你可以这样回应他:

"你的意思是,当你开车的时候,你不能控制它吗?"

通常情况下,来访者会回复,他可以控制。这样的回复,他可能会进入对本能的"儿童自我状态"的洞察。如果来访者一致地回复，他不能控制住车，那么你们可以意识到，在咨询中优先要解决的目标。"意外或者故意"，在关闭逃生舱程序中，被定义为，来访者无意识中制造的"事故"。

当然，有时在路上或者其他地方也会发生一些真实的事故。但是它和关闭逃生舱无关。如果来访者被闪电、失控的卡车或者掉落的屋顶瓦片击中，而他的行为方式与这些结果毫无关系，那么他并没有伤害自己，而是他受到了伤害。

"发疯"的含义 来访者经常会问："你说的发疯是什么意思?"

你可以反问他："那么，你觉得它是什么意思?"

无论如何，在来访者关闭逃生舱之前，你自己提出这个问题是有用的。有时来访者会透露说他将"发疯"与"失去控制"等同起来。这可能不符合大多数人对"疯狂"的看法：

> "嗯，发疯对于我来说，意味着对自己的情绪失去控制——乱打乱闹、脸涨得通红、朝着别人乱吼乱叫。"

然后，你可以和来访者讨论这种解释。为了关闭逃生舱，"发疯"意味着任何一种可能被临床诊断为"精神病"的想法或行为。

来访者在服药期间　如果你的来访者，在关闭逃生舱的时候，正在服用少量的镇静剂或者抗抑郁药物，有一些特殊的事宜需要注意。这些药物的作用是封锁来访者的兴奋、焦虑或者是抑郁。用自我状态的术语来说，部分"儿童自我状态"或者"父母自我状态"被解除，暂时消除了未完成的脚本问题，这些问题是一个人不舒服的根源。然而，当来访者降低或者不再服药时，这些事件和随之而来的情绪会再次被激活。

因此，在来访者服药期间，她很可能会完全关闭逃生舱，但是当她不能一致性地或者停药的时候，仍然可以重新打开逃生舱。这是唯一一种不能一致性地关闭逃生舱的情境。

如果你的来访者在服药期间关闭了逃生舱，你最好的做法是向他解释，药物关闭了他的一部分逃生舱，如果停药他很有可能会重新考虑这个决定。只要他继续保持同等的药量，你就可以继续前行，就好像他已经关闭了逃生舱。但是一旦他开始降低药物剂量，你必须重复逃生舱关闭的流程，并且就像你之前观察的一样，继续观察关闭是否存在不一致性。你需要重复这个过程好多次，直到来访者停止服药，完全消除其影响。

关闭的时限　如果来访者在一个咨询阶段中，没有关闭所有逃生舱怎么办呢？你必须使用进一步的程序来监测风险的程度，并且提供临时的保护。这个必须在来访者离开你的视线之前完成。

　　　　　　　7 放弃悲剧性的结果

因此，你必须在咨询结束前保留必要的时间。下面是一些指导原则：

- 如果来访者没有关闭逃生舱，你必须邀请他在咨询阶段结束之前，临时关闭。
- 在临时关闭结束之前，你必须再次检查，并且尽可能地延长它的时长。

假设，经过一系列的讨论之后，你的来访者还是不愿意说他永远不会自杀或者伤害自己。这个时候你必须询问他，在多长时间内不穿过舱门：

> 我听到你说，你不愿意说在任何情境下，永远都不会自杀或者伤害你自己。所以现在我要问你的是，你愿意承诺关闭逃生舱多长时间？是不是可以持续到我们下一个咨询阶段？或者你可以在下个月做出这个决定吗？或者是另一段时间？那么，你可以保证在多长时间内，不会自杀或者伤害自己？

你的来访者可能会一致地回复说"直到下个咨询阶段"。如果是这样，你必须在下个阶段再次提起这个议题。你必须再次问来访者，是否准备好永久关闭逃生舱。如果他不能，你必须重复关闭时限的这个程序。

如果你的来访者承诺能够在某段特定时间内关闭逃生舱，在这段时间结束之前，你需要和来访者再次确认。

在我和约翰工作的过程中，我实施了关闭时限的程序，在第5~11咨询阶段。在这几个星期的前两周里，关闭程序从一个咨询阶段延续到下一个阶段。然后，约翰关闭逃生舱两周，直到他无条件地关闭。我相信，这种特定时限的关闭，给来访者内在的"儿童自我状态"，提供了关闭逃生舱的练习。

特定时限的逃生舱关闭，只要它是一致的，对治疗来说是笔巨大的财富，因为当你在某个特定时限里，和来访者工作时，你可以很安全地跟来访者进行脚本改变。或者可以表述为，在逃生舱关闭的特定时限里，如果逃生舱完全关闭，你可以进行任何治疗的步骤。因此，在逃生舱关闭特定时限结束之前，邀请来访者进一步延长关闭的时限，是你需要做的，而不是来访者的责任。

逃生舱关闭的紧急性　很少会有来访者拒绝关闭逃生舱直到至少下一个咨询阶段。但是如果这种情况真的发生，你该怎么做呢？你要意识到，在这种情况下，来访者是在明确地告诉你，在下次他见你之前，他很可能会自杀、杀死别人或者发疯。这些极端的可能性，需要你做出极端的回应。你必须继续问他，他愿意远离这些选择多长时间。举例来说，如果他说，24小时，那么你必须在 24 小时结束之前再次见他。在后面这次咨询中，你必须再次确认，他愿意关闭逃生舱多久。

假设，你的来访者不愿意关闭他的逃生舱，哪怕很短的时间？这时，你必须立刻安排更多的保护措施。你必须在来访者离开你视线之前做好这些。有一个方法就是安排来访者住院，对于在英国从事医疗或社会工作以外的咨询师来说，没有这个选项。那么你必须马上联系来访者的全科医生，并且告知他现在的处境。回顾我们在第 5 章初诊登记处谈到的，在这种情况下，你有权打破保密约定。

当来访者关闭了逃生舱

当约翰以"成人自我状态"做出了明确的表述他可以关闭逃生舱时，我就又往前迈了一步。我自己也以"成人自我状态"，问道："你说的是真的吗？"

通过观察他的回答，我检查是否存在任何不一致的信号。我对三个逃生舱舱口分别重复了这个问题。

当我确定约翰已经关闭了所有逃生舱，我祝贺他为自己做出了重要的改变。

实践清单7.1

关闭逃生舱

在邀请来访者关闭逃生舱之前，约见自己的咨询师或者督导师，为自己关闭逃生舱。

当你完成了这一步，邀请你所选择的来访者关闭逃生舱。如果他不愿意马上做，邀请他在特定时限里关闭。

当你的来访者准备好了，完成关闭逃生舱的程序。听这个过程的录音，检查他言行的一致性。对自己身上和来访者身上的不一致性保持警觉。在咨询的过程中，如果你监测到你遗漏了一些不一致的地方，和来访者重新讨论这个事情，并且重复这个程序，直到你确认来访者已经完全关闭了逃生舱。

随着逃生舱的关闭，你的来访者有了改变的坚实基础。下一步是和来访者为改变制订具体的目标，并且商量你和来访者可以为这种改变做些什么。这就是合约制订的过程，我们将在下一章进行探讨。

提高你邀请来访者关闭逃生舱的技能

在本章中，我并不是给你提供一些实际操作技巧。你确实需要磨炼邀请来访者关闭逃生舱的技能。但是这本书中的实践技巧针对

7 放弃悲剧性的结果

的是团体中进行的结构性训练。对于如何关闭逃生舱，这样的实践技巧不是太符合实际。原因显而易见，逃生舱的关闭是不能被角色扮演的。如果要做的话，也必须是"真实的"。问题是这样的，在典型的训练小组中，每一组中的引导者，很可能还没有关闭他自己的逃生舱。如果他自己都没有关闭，他就不太可能在和来访者的沟通中保持一致，因此就存在一个风险，来访者所做出的"逃生舱的关闭"，也是与内心不一致的。

想要提升来访者关闭逃生舱技能，最安全的方法是，在实际的咨询或治疗中与许多来访者一起进行这个过程，然后将录制的咨询会话，带给督导。在听录音的时候，和督导讨论，你在多大程度上避免和面质了不一致，包括你自己的和来访者的。

自我反思的空间

1. 罗伯特·古尔丁和玛丽·古尔丁这样写道：在某种意义上，我是我兄弟的守护者（作为职业的治疗师），我面对死亡剧本的责任就像我必须把一只黑寡妇蜘蛛从某人脖子上掸掉一样（Goulding and Goulding，1979:231）。你在多大程度上同意罗伯特·古尔丁和玛丽·古尔丁的哲学观点？如果你同意或者是不同意，这和你自己个人的价值体系有什么关系？

2. 在前一节谈到"特殊情况"时，我说道，"在实际生活中，关闭逃生舱意味着放弃某些选项，即使它们可能在'成人自我状态'是合理的。"在自杀这个逃生舱中，一个可能的例子，我列举了生命最终安乐死的选择。在你的选择中，是否有其他"成人自我状态"的可能选择，可能会让来访者进入自杀（或自我伤害）的逃生舱、杀死别人（或伤害别人）的逃生舱，或者是发疯的逃生舱？对于每一种可能性，你会问来访者什么问题，尽可能清楚地来检验问题中的选项真正来源于"成人自我状态"，而不是在脚本中的"儿童自我状态"？

拓展阅读

在《通过再决定疗法改变生活》一书中，罗伯特·古尔丁和玛丽·古尔丁没有使用"关闭逃生舱"这个术语，相替代的是使用"不自杀约定"和"不杀害他人约定"。然而，他们明确表示，他们提及的是"来访者的成人自我状态声明，他会……成功地控制自杀或杀人冲动"，并且他们认为这个决定是治疗的基石（Goulding and Goulding，1979，55-69，205-240）。

《TA 咨询发展》（Stewart，1966a）的第七点，也对邀请来访

7 放弃悲剧性的结果

者关闭逃生舱给出了进一步的指导性建议。我强调，这个程序应该被视为治疗中的一个非常重要的步骤，但是逃生舱的关闭永远不能被设定为"规则"。

考虑到 20 世纪之初的"逃生舱之争"，马瑟索尔（Mothersole，2006）给出了一个很好的概述；另见斯图尔特（Stewar，2001）和德赖（Drye，2006）。

我在理查德·厄斯金编辑的学术论文集《生命脚本：无意识关系模型的沟通分析》中撰写的章节"三个出口：逃生舱"（Stewart，2010），对逃生舱关闭的理论和技术的发展，做出了历史性的综述，可以追溯到伯恩的早期文献。

在《沟通分析：100 个关键点和技巧》中，马克·威多森对于逃生舱关闭和自杀意念给出了一些更深的思考（Mark Widdowson，2010：167-174 and 297-301）。

制订改变合约

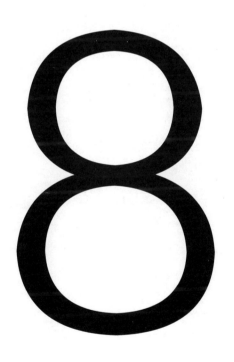

艾瑞克·伯恩（1966：362）把合约定义为：双方对明确的行动过程做出的明确承诺。在沟通分析中，当你和来访者制订合约时，你们之间就来访者将要做出的改变达成了一个明确的声明。你还要明确说明，你们每个人将为实现这一改变做出什么努力。在其他咨询流派中，"合约"这个词的运用情境更加严格，是关于来访者和咨询师将要如何进行心理咨询工作的协议。在沟通分析中，这只是合约中规定的几个要点之一（Sills，2006，Stewart，1996：65-108，165）。

在咨访关系的早期，你和来访者会就你的商业合约达成共识（回忆第5章），这个阶段列出了付费和行政事项的细节，例如见面地点和频率。

现在，为了实施改变工作，下一步是制订一个治疗合约。来访者要详述他想要实现的个人改变。你要表态是否愿意和来访者合作来实现它。作为改变过程的一部分，你们要商议出来访者和咨询师双方具体的行动方案。

这里要复习第5章斯坦纳提到的、关于健全的合约制订对双方知情同意的要求。在商业合约的问题上，很少有人会怀疑双方知情同意的必要性。然而，如果你是沟通分析方面的新手，在治疗合约上要达成双方知情同意的想法可能会不那么明显。你可能熟悉"你的来访者应该具体说明他想要达成的改变"的概念，但可能不太习惯接受这样的建议：是否要将这些改变当成你接下来工作的目标，你可以选择接受也可以选择拒绝。

在本章中，我先回顾了合约制订的性质和目的。接着，我描述了如何制订一个有效的治疗合约。再接着，我讨论了如何规划你的合约，以明确有效的治疗方向。最后，我描述了在无意识情况下，你的来访者是如何试图破坏合约的。我会介绍防止这种情况发生的方法。

制订合约的原则

在制订合约时，不管你使用哪种具体的技术，有两种简单的原则必须遵守。为了验证这一点，你可以问自己以下问题：

- 你和来访者之间是否就来访者想要做出的个人改变达成一致？

- 你和来访者是否明确同意来访者做出这样的改变，并且你会帮助她这样做吗？

关于这两个问题，如果你的答案都为"是"，那么你和来访者就对改变有了合约。

很自然地，在咨询过程中，你和来访者都会很积极地参与到合约的实现中。在咨询早期，来访者对于自己要实现的"改变"通常只有一个笼统想法。在接下来治疗的过程中，你和来访者很可能又会重新讨论和协商合约内容。出现这种情况，可能是来访者已经达成了之前制订的合约目标，或是通过来访者的自我发现，出现了一个新的目标。在这种情况下，尽管你和来访者没有就具体合约达成一致，你们仍然在按"合约工作"：你们工作的重点就是制订合约。

在每一个阶段，你要时时建议来访者做一些具体的事情向他的整体目标推进。作为合约的一方，他要明确表示是否愿意遵循这一行动过程。同样地，他可能会要求你采取具体行动，你可以决定是否愿意按照他的要求去做。

所有正式的合约制订技术都是框架性的，以确保这些原则得到遵守。在实际咨询中，第一个也是最重要的任务通常是：对于来访者想要做出的改变做出一个清晰明确的界定。

治疗合约的时间安排

一些关于心理咨询和治疗技术的书籍建议，在沟通分析实践中，一个明确的治疗合约总是在前几次咨询会话中确定（我甚至看到有人建议"合约总是在第一次咨询中制订的"）。其实，这是一个误解。在咨询早期，一些来访者确实已经对制订一份明确的改变合约做好准备。而另一些来访者，要准备好制订具体合约，可能需要在咨询中进行数周或数月的艰苦工作。实际上对于这样的来访者，制订明确、具有启发性的合约，对他们来说也是个人改变的关键一步。

合约制订的目的

为什么沟通分析师如此重视使用合约呢？

其中一个原因在于沟通分析的哲学立场，即"人都是积极向上的"。来访者和咨询师互相之间不是一个占上风和一个占下风的关系。这里的假设是每个人都可以对自己的决定和行为负责。由此可见，你和来访者对改变过程负有共同的责任。这个责任意味着：你们双方都需要理解并对你们所做的事情达成一致意见。
咨询中使用合约有以下几个好处：

1. 来访者会积极地参与咨询过程。她从咨询过程的早期阶段就有主动改变的动机。她永远不需要觉得自己是被动地"被牵着走"。更进一步说，你也不再觉得应该由你来决定来访者"应该"如何改变。如果没有合约，你最终将承担双重责任：你不仅要决定如何帮助来访者改变，还要决定他应该改变什么。在合约工作中，你只承担了这个责任的前半部分。我认为这是合约式工作的最大好处之一。

2. 合约为改变提供了一个心理上的准备。在达成改变目标的过程中，你和来访者必须对目标有一个心理上的想象。由于尚不清楚的原因，这种视觉上的想象似乎可以用来强化结果的实现。为了充分利用这一优势，你需要仔细地留意"合约"中的用词。我会在往后的部分对此作更详细的解释。

3. 咨询师和来访者要清楚地知道他们共同的工作何时完成。合约是对目标的一个明确声明。因此，你和来访者要都可以毫无疑问地说清，目标是否已经达成。这就防止了由于缺乏明确的结束点，咨询关系拖拉数月甚至数年。

4. 合约可以防止咨询师把个人的目标强加到来访者身上。每个咨询师对于人应该成为什么样，都有他自己的想法。没有合约，咨询师很可能会不知不觉地试图引导来访者去做自己认为应该做的改变，而不是来访者想要做的改变。

   与此同时，你自己个人的改变目标和理想也会在合约商讨过程中体现出来。比如，如果有人来向我咨询，如何才能向他人销售他们并不真正需要的商品，我会拒绝这个合约，因为这个目的让我感到不舒服。

5. 合约可不鼓励对隐藏目标的追求。这一点随后会谈到。你和来访者基于设想你们要达成什么目标而建立起咨访关系。其中一些设想是公开的，比如我不愿意和那个自称是销售人员的人合作。但是其他设想却是隐藏的，你或是来访者都不太可能会故意欺骗对方。但是，你们俩都可能是有一些连自己都意识不到的态度。作为咨询师，你可能在不知道的情况下做出类似的判断，比如：

○ 没有我的帮助，来访者不可能撑得下去。
○ 这个人不需要帮助——他只需要让自己振作起来。
○ 不用他告诉我，我也知道来访者需要什么。

同时，你的来访者也可能会无意识地做出这样的自我陈述：

○ 没有咨询师的帮助，我活不下去。
○ 我想要改变，但是我还没有能力做到。
○ 如果这个人要改变我，我会感到非常生气。

沟通分析坚持认为沟通的结果通常是由心理层面的沟通决定的，而不是社会层面的沟通决定的（见第1章）。因此，除非你和来访者愿意互相分享这些"秘密信息"，不然你们很可能会花很多精力去追寻这些隐藏的目标。合约制订的一个功能就是将秘密信息公开化。

在你们建立咨询关系的早期，你和来访者很有可能不会公开你们全部的隐藏想法。因此，在咨询期间，你通常要频繁地回顾你们的合约。

制订有效的合约

治疗合约，就像商业合约一样，必须满足斯坦纳的四个要求（见第5章）。一旦你确定了这点，你可以继续考虑以下七个问题：

1.合约的目标是不是可行的？

2.它是否安全？

3.它是否用积极的词汇描述？

4.它是不是可观察的？

5.它是不是可完成的？

6.它的语境是否明确？

7.对来访者来说，它是否在逃离脚本并走向自主？

显而易见，对于问题1、问题2、问题7的肯定回答，在任何治疗合约中都是必不可少的。至于剩下的问题，越多肯定的答案，就越可能促成有效的改变。

可行性

对于可行性的测验是检查："世界上是否至少还有另外一个人能够实现这一点吗？"如果答案为"是"，那么合约的目标就被认为是可行的。同时，考虑到来访者的年龄，现有的技术等等，很有必要谨慎地去考虑"这一点"指什么。作为一个总体的指导方针，既要保持乐观又要实事求是。

要想让一份合同具有可行性，当事人必须自己想要实现改变。我们不可能为他人的改变制订一个可行的合约。

安全性

合约的安全性指的是身体上和法律上的安全。它同样包括社会合理性的问题。比如，假设一个女性来访者坚持要将"选择某一个男性作为婚姻对象"作为合约目标。在大多数社会群体里，这是个安全的目标，但是在有些社会群体里，这样的行为可能会给来访者带来不愉快的或者危险的社会后果。

我们从第3章和第7章中已经知道，安全同时意味着：保护并防止潜在悲剧性的脚本结果，这种悲剧性的脚本结果可能是来访者一直留着备用的。合约制订的主要含义是：你不能邀请来访者进行脚本改变，除非来访者已经从三个悲剧性脚本结果中获得保护。然而，你可以在此之前先制订纯粹的探索性合约。在探索过程中，你和来访者将会慢慢发现，他之前是如何创造和维持了自己的问题。你会考虑他将以哪些不同的方式来实现他想要的改变。这两件事都不等同于真正的改变。

积极的措辞

当事人可能会因为想要停止做某事频繁地来咨询。他通常会用消极的词汇来描述他的初始目标。他可能想要：

- 在人际关系中停止争吵。
- 戒烟。
- 在公共场合讲话时不紧张。
- 控制他的情绪。
- 减肥。

作为一份有效的治疗合约，任何这样消极的目标都必须用积极的措辞来重新表述。

从长远来看，消极的合约几乎都是没有效果的。像这样的"停止式合约"意味着来访者将建立一种内部的"父母自我状态—儿童自我状态"的斗争。他会通过锻炼"意志力"来痛苦地维持对某些行为的控制。通常在这种情况下，为了维持斗争，来访者早晚将耗尽精力。当他这样做的时候，他很可能会更愿意沉溺于"儿童自我状态"来重复自己的控制行为。一个常见的例子是，这个人控制自己的饮食，体重减轻，然后暴食，体重又反弹。

大多数"停止合约"无效的原因有以下几个。首先，合约的陈述是如何图像化的。对"不是某物"是无法图像化的，比如，试着对"不是一只奔跑的狗"进行图像化。当你企图这样做的时候，

8 制订改变合约

你自然而然地想象了一幅"不是"后面的内容的图像。再比如，有人制订一份"不要害怕"合约，若没有继续图像化"害怕"，他不可能达成这份合约的目标。

其次，一份措辞消极的合约没有明确指示人们去做什么。它只是在我们小时候从父母那里得到的"禁止"和"不该做"的清单中，又增加了一项。当年幼时，我们就形成了行为模式，因为它们似乎是满足我们需求和生存的最佳方式。当成人后我们重演这些"策略"时，这仍然是我们"儿童自我状态"的动机。因此，如果我们的合约只是简单地"停止"或"控制"这些行为，我们可能会再次体验到，在"儿童自我状态"中的那种威胁我们的需求满足甚至生存的感觉。难怪我们通常会寻找破坏这种合约的方法。

为了让合约长期有效，它需要至少提供一种旧行为之外的选择。这给了人们一个积极的改变行为，他至少可以像他想停止的行为一样有效地满足他"儿童自我状态"的需求。

通常，一份使用积极措辞的合约，它的协商过程本身就是一种治疗。例如，思考一下，当你的来访者提出一个消极的合约"我会戒烟"，而你拒绝接受这份合约将会发生什么。从这一点出发，你可以问来访者："你将会做什么来取代抽烟从而获得你通常用抽烟带来的满足感？"

为了获得这个问题的满意答案，你和她可能会花费一段时间来讨论。但是当你们这么做时，来访者就会有一个持久改变的基础，而不需要持续的"意志力"斗争。

可观察

一份有效的治疗合约，必须以可观察来具体化合约目标。在沟通分析中，这对合约的制订极为重要。"可观察"，意味着合同应该以这样一种方式陈述，即你可以利用你的五种感官中的任意一种，来检查合约的完成（Stewart，1996a：78-83）。你能否看到、听到或者在身体上感觉到，合约正在被完成吗？（闻或者品尝也可能和一些合约相关）。如果答案为"能"，那么合约被认为是可观察的。换另一种说法就是：合约是基于感觉的。

通常，仔细斟酌合约用词是很必要的，对于核实合约是否为可观察的。我将以我和约翰工作的例子来阐述这个问题。

约翰：制订一份可观察的合约

当约翰和我最开始在咨询中讨论他想做的改变时，他说他的一个目标是"与他人更接近"。

这个陈述明确说明了他想要改变他和他人的关系。但这远达不到"可观察性"的程度。为了对这个目标进行一个可观察的诠释，他和我需要回答几个问题。我们的交流（在第12次咨询中）如下：

约翰：我想要更接近人（过度概括）。

咨询师：哪些人呢？

约翰：哦，我认识的人，我喜欢的人（仍然是不可观察的：谁？什么名字？）

咨询师：可以说出其中一个人的名字吗？

约翰：当然可以，海伦（女朋友）。

既然约翰和我讲了一个具体的人，他和我就可继续描述他在接近女朋友的时候会做些什么。

咨询师：你和海伦如何知道，你正在以自己的方式接近她呢？

约翰：[停顿]因为当她和我说话时，我学会了倾听，而不是只关心我自己。

我们现在很接近可观察性了，因为我们正在讨论这两个人关系互动的具体方式。但我们仍然不确定约翰或者海伦如何用他们的感官判断约翰是否在"倾听"她，"而不是只关心他自己"。所以我继续问了他另外一个问题：

咨询师：你和她如何知道，你是在倾听她而不是只关心你自己？

约翰：[长时间停顿]因为我会给她一些时间来诉说，然后我会告诉她，我是怎么想的。

咨询师：唔，之所以海伦会知道你在倾听她，是因为你给她时间诉说，并告诉她你对于她所说内容的感受，是吗？

约翰：是的。

在这一点上，我们对约翰最初的笼统目标，有了一个可观察的诠释。仍有一件事情被忽视。约翰刚开始时说有一些事情是他"想要"去做的。如果这个过程到此为止，他仅仅是提出一个更具体的设想。他还没有说他是否打算对此做些什么。因此，我继续问道：

咨询师：在接下来的一周你是否会至少这样做一次，然后在我们下次见面时向我报告？

约翰：[有"成人自我状态"一致的身体信号]是的，我会的。

至此，我们就有了一份可观察的合约。

为什么可观察是重要的　为什么如此强调可观察？其中一个原因是只有通过这种类型的合约，你才可评估是否达到了既定的目标。假设约翰和我订了一个模糊的目标，比如"与他人更接近"，

我们都不能对"他是否与他人足够接近"做出判断，来确认是否完成了这份合约。

此外，约翰和我需要比较我们对于"与他人更接近"的想法。我自己对于"与他人更接近"，首先想象到的是身体上的接近。事实证明，对于约翰来说，"与他人更接近"意味着与另一个人亲密地分享感情。若没有一份可观察的合约，我们很可能一直坚信我们的目标是相同的，而事实上我们的目标却是不同的。

同样，回顾合约目标如何起到积极的可视化效果。可以肯定的是，你在想象中投入的感官细节越多，效果就越好。如果我想要计划实现一个目标，我通过充分发挥"声音和视觉"的作用，想象我渴望得到的结果来达到最有力的效果。我可能还会加上躯体感觉、嗅觉、味觉的细节。因此说，协商一份可观察的合约，是你和来访者共同经历的过程。

"可观察的"和"行为的"　在沟通分析的文献里，对于"有效的合约"的一般要求是，必须是行为上的——也就是说，合约是针对特定行为的。事实上，这是之前提到过的艾瑞克·伯恩对于合约定义的核心（Berne，1966：362）。不言而喻的假设是，为了能被观察到，合约声明也必须是行为上的。

然而在实践中，人们在有效的咨询中达成的合约往往是关于结果的，也同样是关于行为的。事实上，根据我的经验，对个人改变最关键的合约很可能以结果而不是行为为中心。此外，结果以及行为，都是完全可以被观察到的。比如：

"我将会得到一份工作,年薪至少为……美元。"
"我要和一个新伴侣住在一起。"
"我将把我的体脂降低15%。"

以上任何一种说法都是基于感觉的：我们可以用视觉和听觉，也可以用其他感觉来检验它们的完成。但是这些声明中没有描述动作，都是描述结果。比如，"获得一份工作"是一个理想的结果：它并没有说明这个人要做什么以达到这个结果。结果描述的是事件的一种状态，而动作描述的是行为。

因此我建议，我们可以有效地使用"结果合约"和"行动合约"这两个术语，其中"行动合约"这个术语与传统的"行为合约"相对应。对于有效的合约，结果合约和行为合约都需要以感官为基础（Stewart,,1996a：67；2006：63-64）。

如果一份合约是为了一个结果，那么至少有一个行动合约来支持它。为什么？因为只有做一些事情，人们才可以和这个世界有所互动。如果一个人想要获得的结果是"获得一份新工作"，他必须至少采取一个行动来实现这个结果。如果他不采取行动，就不会有任何新的事情发生。对于那些合约目标为"获得一份新工作"的人来说，一些相关的行为合约可能是：

"购买当地的报纸和阅读招聘信息。"

"撰写自己的个人简历并把它打印出来。"

"阅读关于工作面试的书籍。"

可完成的和不可完成的合约

当看到人们在制订合约中所形成各种各样的目标和行为时，你会发现，其中的一些目标和行为是明确可完成的。另外一些是非明确可完成的，后者就被我称为不可完成的（Stewart, 1996a, 83-87）。罗伯特·古尔丁和玛丽·古尔丁（1979：80-81）用"永久合约"这个术语来表达我所说的"不可完成的"的意思。

不可完成的合约两个常用的例子就是"努力式"合约和"模棱两可的比较级"合约，两者我都在后面的"漏洞式合约"部分进行描述。另一个熟悉的例子就是"探索"合约，比如"我会探索我对于我妈妈的情感"。就像诗人 T.S. 艾略特说的那样"我们不会停止探索"，当然这是"探索"合约的真实面目：如果仅停留在"探索"字面上，来访者可以永久地探索，你和他都不会知道他探索程度是否"足够"了。（这里，我不是说"探索"合约应该被禁止。相反，当咨询师和来访者共同声称目标是去探索一个问题时，"探索"合约在沟通分析中就有一个合理的地位。探索仍然是重要的，尽管如此，对咨询师来说，经过一个合理的探索期之后，将讨论重新回归到"好的，现在我们已经探索过这个问题了，接下来你要去哪里"仍然是至关重要的。)

通常，检测一份不可完成合约，将要求你对来访者的"火星人"倍加关注，即来访者实际在说什么，而不是"应该"是什么意思。给出其中两个可能的例子：

- "我将换个工作"是可完成的,而"我试着找一份新的工作"是不可完成的。
- "我自己去坐某辆公交车"是可完成的,而"我尝试坐几辆公交车"是不可完成的。

确定一份合约声明是不是可完成的，你可以问自己一个问题："其他人如何知道来访者已经完成了这个合约?"如果答案是"没有办法知道"，那么这份合约就是不可完成的。请记住，为了发现"火星人"，你需要按照来访者想要的方式来思考合约。当判断完成合约的标准时，要谨防加入自己的判断标准，而且是来访者自己并未明确声明过的。

如果你判断来访者在向你提供一份不可完成的声明，你可以询问他一个合适的检查问题，来看他是不是愿意将它转化为可完成的合约。比如：你可以告诉我你要乘坐哪辆公交车吗？这样你和我就可以清楚地知道，你已经得到你想要的了吗。

背景 为了充分有效地制订合约，建议考虑合约的背景（Stewart，1996a：97-102）。为了确定一份合约的背景，你和来访者对以下三个问题的答案要达成一致：

1. 合约在哪里实施?
2. 什么时候实施?
3. 实施起来有什么样的限制条件?

乍一看，语境问题似乎是通过要求合约应以感觉为基础来处理的。然而，仔细观察，事实并非如此。以一个简单的行为合约为例："在接下来的一周，我要向三个我以前从没有说过话的人问好。"

这一声明显然是基于感官的。然而，这种合约陈述就其本身而言忽略了部分背景。合约的时间维度确实是具体的（"在未来的一周"）。这就回答了"什么时候"，但"在哪里"仍不清楚。来访者会在公共汽车上、在超市、在家里和三个人打招呼，还是在一个地方和三个人打招呼?

此外，从合约声明来看，我们不知道是否有一些情境来访者不用履行合约。这就是我所说的"限制的条件"。比如，假如来访者是一位女士，如果那个人碰巧是她在无人的城市街道上遇到的一个不认识的男人，她会"向一个新认识的人打招呼"吗？

这里有一些具体问题你可以向来访者提问，用来引出背景的三个基本条件：时间、地点和限制条件。

- 合约在哪里实施？来访者要在哪里实施合约？是在一些具体的环境里吗？比如，在他的工作中，在他的家里？(一个可核实的问题就是"这个地点的名字是什么？")或者是在公众场所中，比如，在公共汽车上，或者在街上？或合约适用于任何地方或所有地方吗？

- 什么时候实施？你可以通过询问来访者一些问题来调查背景的时间维度，比如：

  ○ 到什么时候？
  ○ 从现在起有几周,几个月,几年？
  ○ 频率怎样？
  ○ 多少次？
  ○ 一旦开始会持续多久？

- 有一个重要目标,那就是引导来访者做一份声明,说明合约声明需要付诸行动多久(或以怎样的频率),才能让来访者愿意说出:"是的,现在合约已经完成了"。他只需要做一次吗?如果需要几次的话,具体是多少次?如果关注的是在过程中达到目标(比如一份合约是为了让体脂有所改变),那么在来访者将合约目标确定为"达到目标"之前,目标情况需要持续多长时间?

● 实施起来有什么样的限制条件? 当然,"限制条件"已经部分地定义为"何地"和"何时"。同时,你也将开始具体化限制条件。此外,当你和来访者确定要和谁具体执行合同时,你就已经开始指定限制条件了。当来访者和一个特定的人或一个特定的人群在一起时,例如,当他和孩子们在一起时,或者他在办公室里与近期一起合作的五个人在一起时,他会执行合约吗?(这里的一个检查问题是,"在一起的人叫什么名字?")或者合约是与特定群体一起完成的,例如,无论何时和哪位同事在一起? 无论何时他和任何他以前没有见过的人在一起? 或者来访者是否想与任何人或所有人执行合约? 这里,补充几个可能有用的问题:

○ 其他人首先需要做什么?

○ 你如何知道现在正是做这件事情的时机?

○ 你有不打算这样去做的情况吗?

当心"看不见的背景信息" 同样要谨慎同意以下有上下文陈述的声明：

> "到了合适的时机我会表达我的感受。"
> "当我生气时，我会向我的伴侣表达我的愤怒。"

这种声明的共同特征是，它们指定了一种情境，这种情境只涉及来访者的内部体验，而不是外部可观察到的任何东西。我把这叫作"看不见的背景信息"。

这些"看不见的背景信息"，有时候似乎是适当的谨慎。但据我的经验来看，他们经常像在找借口。意识之外，当事人是在防御脚本的改变。他很可能发现，所谓的"合适的时机"表达自己的感受这种场合似乎永远不会出现，或者当他正在表达愤怒的时候，他似乎莫名其妙地停止了"愤怒"。

了解这种"看不见的背景信息"的有用的检查问题是：

> "如果我是一只飞在墙上的苍蝇，我如何能知道，对你来说表达自己感受的合适时机已经到了？"
> "即使你不相信你已经感到生气，你还愿意表达自己的愤怒吗？"

存在这样一些情况，来访者会自主决定不指定背景，可能完全不

8 制订改变合约

指定，或部分不指定。在这种情况下，开放式的背景给了当事人更大的灵活性。因此有了更广泛的选择，可以自由决定在何地、何时与何人来执行合约。

合约制订和脚本改变 尽管沟通分析中的合约，通常比较关注具体的新结果或者行为，但这些变化本身不是合约的唯一目的。通常，来访者选中某个具体的改变，是因为对他来说，这象征了脚本的移出。这就是为什么制订合约时，需要根据来访者的脚本信念信息和扭曲系统的特征作调整。

约翰：合约制订和脚本改变

前文例子中有提到约翰开始说他想"与他人更接近"。最后，这个目标的可观察的诠释是：一周中至少有一次，他会给他女朋友一些时间来倾诉，然后告诉她自己对她所说的话的感受。

这个可观察的合约，有我刚才所描述的各种优点。然而，乍一看，它似乎轻视了约翰所提出的问题。他所陈述的问题，不是他是否可以花些时间倾听并反馈想法给他的女朋友，而是他要与他人接近。

但是当你回顾与约翰脚本相关的具体合约目标时，你会发现它确实解决了更广泛的问题。约翰在"与他人更接近"的问题上遇到困难。当我们在整理他的扭曲系统时发现,"我不可以容易接近"是他的脚本信念之一。现在,他正在为"与他人更接近"的行为而签订合约。这样做,他是在故意挑战他的脚本信念。

当前,他的这种行为改变是无害的,但是对于约翰的"儿童自我状态"有很大的影响。这意味着他正在打破从孩童时期就形成的行为模式,而这种行为模式对他的生存有至关重要的影响。

事实证明,约翰在接下来的两次咨询中,每次都报告他已经执行了行为合约。在这样做的过程中,他直面了自己的恐惧。他开始不使用婴儿时期所形成的策略,而是学习体验作为成人可以生存下来的策略。这种学习既体现在他的"儿童自我状态"上,也体现在他的"成人自我状态"上。对约翰来说,这标志着脱离剧本走向自主。

行为作为脚本改变的一个标志　在我与来访者的工作中,我有时会这样解释:合约约定的行为,可以作为脚本改变的标志。

行为作为脚本改变的标志,可能会在咨询中或咨询外表现出来。在约翰完成了我刚刚描述的合约后不久,他又签订了另一个"咨询中行为"的合约:"我将幻想把我父亲放在另一个椅子上,我会告诉他不管发生什么事我都将继续活下去。"

如果你同意在咨询外进行标记，有必要在合同中明确，来访者要向你报告自己的行为。否则，对你而言，这份合约就不是一个可观察的行为。这同样适用于，当来访者想要的结果是对特定的人或场景有"不同的感受"。在这种情况下，你的有效回应是邀请来访者签一份合约以"告诉"你：以他们想要的方式，他们什么时候会感受到不同。而这个"告诉"的动作是行为的标志。

合约制订和治疗方向

在第2章中，我介绍了"治疗三角"（见图2.1），它展示了合约、诊断和治疗方向三者之间相互作用的关系。其中最后一项需要决定"要做什么样的干预""怎么去实现它们"以及"按照什么顺序去执行它们"。

在治疗序列的这个阶段，你已经收集了初次访谈时的诊断数据（见第5章），整理了来访者扭曲系统的细节（见第6章），你现在可以把这些知识与治疗三角的其他两个角联系起来。根据你对来访者脚本和改变的总体目标的了解，你可能会邀请他签订什么合约，以推动他从脚本中走出来？你会以什么样的顺序邀请他处理这些合约？回答这些问题，将有助于你确定有效的治疗方向。

通常，随着你和来访者共同工作，你的治疗计划的初始版本可能会被修改。

在接下来的小节里，我会讨论"在决定治疗方向的过程中，如何使用你的脚本动力学知识"。我将继续回顾合约管理的一些实践内容。

合约和动态脚本

你可以回顾第6章中关于人们如何维持复合脚本信念的内容，复合脚本信念中的一个脚本信念用于防御其他更有伤害的脚本信念。比如：

> "只要我不接近任何人，我就可以继续活下去。"
> "只要我努力工作，我就可以活下去。"
> "只有当我取悦别人，我才可以属于一个群体。"

回顾第6章的讨论，你会看到复合决定在合约制订中是多么重要。这方面的知识会帮助你决定，邀请来访者以什么样的顺序来解决不同的合约目标。总的来说，指导方针如下：

- 直到来访者已经对防御悲剧性的脚本结果采取保护措施，你才能邀请他做脚本改变。任何修改脚本的合约都有可能会揭开"我不可以存活下来"的信念。因此，来访者需要提前采取保护措施来防范这种风险。

● 如果你辨别出任何可能的复合信念,先邀请来访者改变正在被防御的信念。不要一开始就去解决防御其他信念的脚本信念。在上述的第三个例子中,你可以先邀请来访者来你的团队,感受无条件的、像在家一样自在的被接纳感。

约翰: 合约制订和治疗方向

我已经在约翰的扭曲系统中描述了评估的内容,包括他可能的复合信念 (见第 6 章)。

他目前担心的问题主要是,和他人在情感接近上存在困难。

然而,我已经判断出他在使用"我不可以容易接近"的信念,来防卫"我不可以存活下来"的信念 (只要我不和任何人接近,我就可以存活下来)。

约翰花了相对较长的时间才关闭了逃生舱 (见第 7 章)。他直到第 11 次咨询才关闭了逃生舱。因此,在这之前,我没有邀请约翰做任何有关脚本改变的合约。然而,在之前的几次咨询中,我们已经达成了一系列纯探索性的合约。约翰能够带着敏锐的思维,来思考他如何为自己建立了痛苦的脚本。当他关闭逃生舱并开始进行脚本改变时,就能够有效利用这些知识。

通过关闭逃生舱,约翰学会了利用"成人自我状态"的自我保护应对"我不可以存活下来"的信念。因此,当计划如何从那时继续往下时，我判断，对他来说，把改变他的过去作为防御"我不可以存活下来"的信念——称为"我不可以容易接近"这个信念是安全的。因此，他的第一份治疗合约，聚焦于"如何与他人适当接近"上。

实践清单8.1

合约制订和治疗方向

在治疗的各个阶段，要仔细顾及你的来访者。在这个实践清单里，我假设这位来访者已经关闭逃生舱。

基于你和来访者在咨询中讨论过的改变目标，将这些目标与你对他的扭曲系统的细节了解联系在一起（见第6章）。综合这些证据对治疗方向的以下特征做初始的判断，需要考虑的问题有：

1. 为了实现来访者想要的个人改变，哪些是他需要更新的主要信念？

2. 你有证据说明这可能需要改变哪些复合信念吗？如果有的话，复合信念的哪个部分，是来访者在合约改变中需要首先处理的？（注：如果被防御的信念是"我不可以存活下来"，逃生舱的关闭将会给予"成人自我状态"下的保护，在这种保护下，来访者可以改变这种复合信念的另一部分。然而，在任何情况下，"我不可以存活下来"的信念都应该先被解决。对于来访者来说，在治疗的某个阶段更新这种信念通常是有治疗作用的。）

3. 对于他要表达出来的，与扭曲系统中所列出的他所熟悉的情绪有不同，可以签订合约吗？他能否制订合约，来更新代表他过去脚本信念的陈旧想法呢？对于他在扭曲表现所列的一个重复行为，他如何能够做出合约式改变？

总合约和定期合约

通常，来访者所陈述的合约目标需要一段时间才能实现。因此，为了实现目标，他需要多次咨询来与咨询师讨论。通常，这种确定咨询主要目标的合约，被称为总合约。

为了给你的工作提供更多的指导方向，通常需要建立一个短期的"合约中的合约"，你和来访者将在任何给定的咨询期间讨论这个问题。这就是所称的"定期合约"。在前面描述的"结果"和"行为"的措辞中，总合约通常是针对结果的，而定期合约很可能是为了支持该结果的行为。

定期合约必须能一步步推进总合约的达成。比如，假设总合约是："我会以一个成年人恰当的方式，完全放开去接近人们。为了标记这个改变，我将在接下来六个月中对我的四位同事直呼其名"。而定期合约可能是：

> "在这次咨询结束时，我会决定谁将是我直呼其名的第一个人，并且让他们直接叫我的名字，然后我会告诉你那个人是谁。"

"我会想象我的母亲在我面前,向她表达小时候她命令我不要接近他人时我的感受。"

"我会回忆过去,寻找我童年时决定远离他人的场景。如果我确实有这样的场景,我会改变旧的决定做出最新的决定。"

来访者可能在单次咨询结束前,就完成了合约。如果是这样的话,你和他记录下这个情况,并继续进一步协商更清晰的合约,这一点是很重要的。比如,假设来访者采纳了上面所列举的第一份合理的定期合约。在咨询结束之前,他可以清晰地说出他准备要接近的人的名字。你可以这样安抚来访者,对他说"恭喜你很清楚自己将要做什么",然后继续问他:"你希望在剩下的咨询时间里获得些什么呢?"

你的来访者可能会说,他想继续在其他方面获得一些积极的改变。或者,他可能更喜欢在剩余的时间里,让自己安静地、简单地"做自己"。不管怎样,你和他要清楚你们之间达成的约定。通过明确你的新合约,你可以最大限度地降低你可能脱离合约进程而追求某些隐秘议程的风险。

达成清晰的定期合约　罗伯特·古尔丁和玛丽·古尔丁（1979:50-93）强调了每次咨询开场时刻的重要性。这一时刻是你和来访者就咨询的真正议程达成一致的时候。在这个阶段,你们要么会达成一个清晰的改变合约，要么会互相交流隐秘议程所显示的心理层面的信息。如果后者发生，结果很可能是来访者想进一步拓展他的脚本。

因此，你必须密切注意每次咨询的头几秒可能会交换的一些隐秘信息。你需要注意在本章最后一节描述的"漏洞式合约"这种类型。

你还可以通过开放明确的问题，问来访者想从咨询中获得什么，帮助来访者获得明确的定期合约。罗伯特·古尔丁的经典开场问题如下：

"你想要改变什么？"

有一些变化式的问法：

"你想如何去改变？"

"到这次咨询结束时，你自己想从中收获什么？"

类似这样的开场白，会帮助你避免陷于"努力式"问题或者"讨论"来访者问题的可能性，这样的问题为积极改变营造了良好氛围。同样帮助你和来访者一起期待一个理想的结果，而不只是回顾问题本身。

一旦你的来访者提出了要在咨询中实现一个明确目标的声明，那么你必须向她说明，这次咨询合约会如何进一步促成当前的总合约。

行为任务

行为任务，是指在本次和下一次咨询之间，你建议来访者执行某一个特定的行为，这就是所谓的行为任务。所选择的行为任务是为了推进当前的总合约。比如，来访者的总合约为"可以更接近他人"，那么他可能达成的行为任务是：在一周内至少直呼三位同事的名字，并在下一次咨询中报告。

行为任务就像定期合约，你有必要要求来访者达成"成人自我状态"的明确许可并执行你所建议的行为任务，同时要注意他的许可是一致的。否则，你们就不是在合约式地工作。

跟进合约

为了保持明确的治疗方向，你有必要跟进了解来访者合约的进程。我用"合约管理"这个短语来描述对合约的细致跟进。

每一次开始咨询时，你需要留意你和来访者签订的总合约。或许在之前的咨询中，你和他曾达成过一份定期合约。那份咨询合约完成了吗？如果是这样的话，在本次咨询中她会继续想做一些可以进一步移出脚本的事吗？如果上次咨询合约没有完成，那么在今天的咨询中他要继续处理同样的目标吗？还是会放弃这个目标，然后开始一个新的？

在上次咨询中，你们约定了一个行为任务吗？如果有的话，询问来访者处理得怎样了，这一点很重要。如果他已经完成，你可以借此机会来安抚他。如果没有，你们可以一起检查她是如何终止的，并讨论他可以采取什么不同的做法。如果你没询问他如何做，他可能以"儿童自我状态"分析，你要么对他不感兴趣，要么默许他留在脚本里。

有一个帮助你们管理合约的方法是，保留合约的书面记录。具体有用的方法是在纸上画一个表格：在左边一列，记录来访者的总合约；在右边一列，列举相关的定期合约和行为任务。你可以为这些条目都加上日期，每一份合约的初期达成，以及之后的完成、重新协商或者是放弃的，都要有日期。

处理"破坏"

回忆"儿童自我状态"的内容，来访者将脚本决定看作为了满足他的需求，甚至为了生存的必要手段。基于这个框架的知识，任何脱离脚本的动作都可能是一个威胁。

出于这个原因，来访者很可能去寻找各种方式来"破坏"合约制订过程。我把"破坏"这个词加了引号，因为当来访者处于"儿童自我状态"时，动机和"破坏"是完全相反的。在他的孩童早期，他试图用这种方式渡过难关，并生存下来。这个"破坏"是在他意识之外的。

因此，你需要确保这一点，你和来访者不会暗中推进来访者脚本的合约。为了达到这点，你需要利用生命脚本的知识，尤其是来访者脚本的知识。除了使用"成人自我状态"评估外，在制订合约的过程中你还需要用你的直觉来协调来访者的"火星人"。

一些来访者会坚持寻找一些方法，来遮掩想摆脱威胁到他们脚本信念的合约。在这种情况下，即使你不清楚合约目标是什么，或它是否会促进来访者的脚本信念时，你还是想尝试继续进行"咨询"。当我这样做时，结果总是证明这是一个错误。咨询师和来访者需要花更多必要的时间达成一份清晰的、脱离脚本的合约。如果没有达成这一点，接下来的任何工作都将是建立在流沙之上的。

以下是一些你可能会遇到的合约"破坏"行为，以及一些如何应对它们的建议。

促进脚本信念的合约

注意倾听合约的内容，寻找一些线索来进一步证实来访者脚本的本体中的某个信念。比如，一个来访者可能会对你说"我需要在控制我的情绪方面得到一些帮助"。

假设，当你处理他的扭曲系统详情时，你会发现"我不可以感受"是其中一个脚本信念。基于了解到这一点，如果你接受了这份合约，你就会促进他的脚本。

相反，你可以邀请来访者意识到，他一直在压抑他的情绪。你们可能会进一步达成一份合约，来帮助他体验这些情绪，并安全、合适地来表达。

类似的提醒也适用于应该脚本信念。一个例子是，来访者可能会说"我想要帮助，来完成更多的工作和减少犯错"。

假设，调查他的应该脚本，你发现"我必须努力工作"和"只有把所有事情做对了，我才是可以被接受的"这样的信念。接受他提出的合约，可能仅仅是帮助他更深地挖掘自己的应该脚本。对于他来说，结果很可能是遭受压力问题，和身体被击垮。

相反，如果你可以帮助来访者认识到，他的努力和完美主义是过时的战略，仅为了需求得到满足。你们可以达成另一个合约，以一种非脚本的方式同时满足这些需要。

漏洞式合约

有很多措辞都会泄露合约中的蓄意"破坏"。为了去核实这些，倾听"火星人"的说法——所说的字面内容——而不是在文明社会里"应该"的意思。罗伯特·古尔丁和玛丽·古尔丁（1979：80-90）已经强调过：一听到"漏洞"，你马上去面质他们是非常重要的。如果你忽视这"漏洞"，从社会层面上你继续咨询，那么处于"儿童自我状态"的来访者很可能会用它来促进他的脚本。以下是一些最常见的口头表达：

- **"努力式"** 你问来访者："你想通过咨询获得什么？"
他回答："我想要努力解决对权威人士的恐惧"。这个回答就是字面意思。虽然他自己没有意识到,他深藏的意图是利用咨询去不停地"努力解决"问题,而不做任何改变。你可以通过引出"火星人"吸引来访者的注意力,从"成人自我状态"防止这情况发生。而"儿童自我状态"的方式是向后靠在椅子上,设想一种厌倦和无聊的姿势："努力解决,努力解决,努力解决……"
- **模棱两可的比较级** 有时,来访者会用比较的方式来说,例如"我来这里让你帮我变得更自信"。在这种形式的词汇中,他使用比较性的词语"更",但是没有具体说明"更自信到什么程度"。既然用的是比较的方式,你和来访者都不知道来访者想要变得有多自信。有"漏洞"的"儿童自我状态"的目的和"努力式"的目的相似,也就是产生罗伯特·古尔丁和玛丽·古尔丁所说的"永远的合约"。你可以要求来访者给出一种基于感觉的"足够自信"的行为描述,来面质这个问题。
- **"尝试"** 这个表达通常出现在合约协商结束时。你和来访者似乎达成了一个明确的行为目标。你通过询问"所以你会……（无论商定的行为是什么）"来总结。来访者会回答："是的，我会尝试"。

再一次，字面意思通常就是真正的意思。来访者会表面上努力去做他看起来同意的事情，但他不会真的这么做。如果他真做了，他就没必要再去尝试做它。

- "想要去做""可以""我觉得我会……" 所有这些和"尝试"都是类似的效果。更常见的，他们的字面意思传达了来访者真正想表达的。你可以用相同的方式来回应"尝试"："我听说你将会尝试（你想要去做，你可以，你觉得你会）做这个，是吗？"

  如果来访者的回答是"是的，我会"，留意这些不一致、非言语化的线索。他们可能是"儿童自我状态"传达的心理层面的信息："我正在说的是对的，但我的手指在背后是交叉着"。

所有这些"漏洞"表明你的来访者处于"儿童自我状态"，正在防御他认为的脚本信念所受到的威胁。

在第9章我将更多讲述关于人们如何捍卫他们的脚本信念。我将给出建议，你如何来帮助来访者在此时此地的现实中检验这些童年的信念。当他这样做时，他就会进行积极的脚本改变。

技能实践

这个练习适用于小团体（3~5个人）。每个参与者都将轮流扮演

"咨询师"和"来访者"的角色，其余成员观察。每个回合包括20分钟的合约制订练习，紧接是小组所有成员参加的10分钟汇报。这个"来访者"带来一个当前的个人问题（或者，如果愿意的话，扮演他自己的一个来访者）。"咨询师"在和来访者沟通的时候，要尽可能按照在前面章节已经被列举出的7条准则来协商一个有效的合约。要优先考虑可行性和安全性，紧接着是可观察性和脚本漏洞。

关键技能：当你是"咨询师"的角色时，要时刻注意"火星人"——这才是你和来访者之间真正在沟通。特别要注意你们每个人使用的具体措辞。沟通分析的训练者乔治·汤姆森（George Thomson）（研讨会演讲中）说过一句话："孩童是细心的语法家"。预示着：做一个同样细心的语法家。即使你在这次训练中，承受了一定的时间压力，也要避免"走捷径"的诱惑。去关注对方实际说了什么，并做出回应，而不是假设来访者的意思，或者"填补"来访者没有说的话。

每一次合约制订示范的小组总结汇报中，你会发现关注以下几点是很有用的。在督导和自我督导过程中，以下这些清单在评估合约制订的任何环节，都可以发挥作用。

1. 治疗师说了或做了什么，来开启合约制订的过程（也就是治疗师的"开场白"是什么）?

2. 继"开场白"之后接下来的互动是什么?

3. 来访者的"开场白"是什么？

4. 继来访者的"开场白"之后接下来的互动是什么？

5. 治疗师使用了哪些关键的语句来促进合约的制订？

6. 已达成的合约与来访者开始想达成的，存在什么不一致？

7. 问来访者以下问题来审查已达成的合约：

   i 它是基于感觉的吗？

   ii 它是可完成的吗？

   iii 它约定的是行为还是结果？

   iv 它若是结果，是否有某个行为的支持？

   v 合约以何种方式描述了来访者脚本的漏洞？

   vi 在多大程度上规定了合约的背景（何处，何时，与何人，在何种限制条件下)？

自我反思的空间

在本章的开头，我曾建议过咨询关系的"合约方法"可以"通过两种简单的条件来定义"。将这些条件翻译成适用于一般关系，我建议你使用以下两个问题来确定，在每段关系中"按合约工作"的程度：

1. 你和另一个人是否清楚你们正在做什么？

2. 你们双方是否明确同意这样做？

联系你当前的生活，反思以下的问题：

- 在你的重要关系（专业或个人）中，你是在"按合约工作"吗？
- 在这些关系中，合约是什么？
- 在其他哪些关系中，你没有"按合约工作"？
- 在这些关系中，你希望有哪些你没有的合约？

拓展阅读

在我看来，玛丽·古尔丁和罗伯特·古尔丁的《通过再决定疗法改变生活》的"合约"章节，对于那些想要明白如何在沟通分析中制订有效的"为什么"和"如何"（Gouliding and Goulding, *Changing lives through redecision*, 1979：50-93）式合约的人来说，都是必不可少的阅读材料。

《沟通分析咨询的开展》有整个章节，致力于进一步提示如何制订有效的合约（Stewart, *Develping TA Counselling*, 1996a：65-108）。

在《沟通分析：100个关键点和技巧》中，马克·威多森也把整个章节都投入合约制订的实际指导上了（Widdowson, *Transaction Analysis: 100 Key Poins and Techniques*, 2010：

183-204)。

由夏洛特·希尔斯（2006）编订的研讨会会刊《咨询和心理治疗的合约》，如其标题所述，讨论在治疗和咨询中，合约式方法的理论、哲学依据和实践应用。该会刊的几个章节都聚焦于沟通分析中的合约制订。

挑战过时的脚本信念

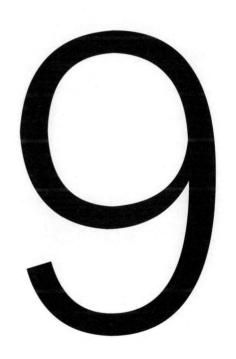

第3章和第6章写道：当一个人在脚本中时，他是在重复儿童时期决定的自我限制性的脚本信念。每当他这样做的时候，都是在重复体验形成他扭曲系统的那些适应不良的情绪和行为。因此，在你的咨询过程中最重要的聚焦点是邀请来访者，根据当下情境检测他的脚本信念。在某种程度上，当他这样做并更新自己的脚本信念时，他就能走出脚本，并获得自主思考问题的能力。

脚本信念、重新定义、漠视

在这一章节中，我所描述的许多干预措施，都是由沟通分析理论的一个领域发展而来的，它们被称为希夫（Schiffian）或者投注（Cathexis）理论（Schif et al., 1975；Stewart Jonies，2012：191-221；Widdowson，2010：21-27）。在核心观点9.1中，我概述了与本章描述的实践相关的一些基本的希夫概念。

重新定义、漠视

1. 当处于脚本中，这个人通过扭曲他对于自己、他人和这个世界的认知，来减少认知失调。这个扭曲的过程就被称为重新定义（Mellor and Sigmund，1975）。当一个人重新定义的时候，他并没有意识到他正在这样做。

2. 重新定义是在内心进行的（是指在他自己的头脑中进行的）。因此，要确定他是否重新定义，你需要寻找某些外在表现的证据。在这些线索中，有一些特定的沟通模式，称为"重新定义沟通"。在后面的章节，我会举些例子。

3. 作为重新定义过程的一部分，这个人可能会进入漠视状态（Mellor and Sigmund，1975）。它是指忽视和弱化现实生活中的特定特征。在漠视状态，他会低估自己或者其他人的资源，或者忽视在现实生活中可以执行的某些选项。这个过程是在无意识情况下做出的。

4. 就像重新定义一样，漠视状态也是在内心进行的。因此，判断他是否漠视，你需要寻找某些外在表现的线索证据。这些线索，可能是言语的或者非言语的。这些线索可以从他的行为、情绪的表达，或者他所报告的想法中去发现。在本章中，我列举了这类线索的一些例子。

在这本章的前两节中，我会依次描述，你要如何侦查和面质重新定义的沟通，以及言语和非言语的漠视。在本章，我们将研究漠视矩阵。这也可以用来确定漠视的性质和强度的模型。

本章最后一节展示了如何通过面质伴随着脚本信念的脚本呈现，来面质脚本信念（回忆第3章的扭曲系统）。

你会发现，本章的布局和第6章的布局是对称的。在前面的章节中，我们研究了如何收集来访者的脚本信念和必要的信息。在本章中，我们考虑的是如何面质这些脚本信念和扭曲表现。

第9章、第10章以及治疗序列　第9章和第10章都阐述了你要如何帮助来访者更新脚本信念、解决脚本情绪、走出脚本行为的方法。这两章之间的区别是，在改变的过程中，来访者的自我状态不同。本章描述的是来访者处于"成人自我状态"下的一些技术。在第10章中，我们将介绍一些干预措施，告诉你如何用这些干预措施邀请来访者在"儿童自我状态"下进行改变。

伯恩认为，这两章的次序，反映了治疗的顺序（1972：373-374；Stewart，1992：94-104）。在现在的咨询实践中，沟通分析师可以根据治疗合约和来访者的需求，灵活地改变应用次序（cf.Mellor,1080b）。

面质的本质和功能

在本章中，我们将聊一聊面质脚本信念。我觉得很有必要在这里重复一下，在沟通分析实践中，"面质"这个词语并不意味着严厉或侵略性的干预。面质简单来说，是指以某种特定的方式说话或者表现，邀请来访者在现实中检验他的脚本信念。

事实上，如果你想做到有效面质，你需要坚信"我的用意是好的，你的用意也是好的"。你面质的是这个人的思考、感受和行为的刻板模式，而不是质疑这个人本身的价值。

面质和更新

当你面质来访者的脚本信念时，他只有三种选择：

- 拒绝或者忽视你的面质,继续重复原来的脚本信念。
- 避开你的面质,并且偷换到另外的脚本信念。在那种情况下,你可以跟随他,并且面质他偷换了的脚本信念。
- 他接受你的面质,并且不再偷换到其他脚本信念。这意味着他将用一种符合现实的感知来代替这个脚本信念。

你可以通过给这个人基于现实的信息来引出这个过程。

重新定义沟通

在沟通分析术语中，沟通仅仅意味着两个人之间信息的交换（Berne，1966：370）。在重新定义沟通中，做出回应的人"改变了"正在讨论的内容。他的动机经常是这样的，在"儿童自我状态"下，他将原始的主题视为对脚本信念的一种威胁。为了防御这个情况，他在内心中重新定义，然后他以重新定义的方式来做出回应。

在咨询中，面质来访者的脚本信念，是你的主要目的之一。因此，人们在咨询中尤其倾向于重新定义沟通。这样做的一个潜在目的是，将你和来访者的注意力从"对脚本信念产生威胁的事件"上转移开。

通过转移注意力，来访者会向你发出"儿童自我状态"的动机，邀请你陪他一起进入新的轨道。如果你接受了他的邀请，来访者很可能会认为，你确认了他的重新定义，并且确认了他的脚本信念。

有两种重新定义沟通的方式，他们是跑题沟通和阻碍性沟通。

跑题沟通

让我们把沟通的双方称为 A 和 B。在跑题沟通中，B 把 A 提出的事情，转移到另一件事情上，或者从不同的视角解决同一个问题。例如：

> 咨询师：从我们的咨询中，你想获得什么？
>
> 来访者：嗯，人们经常告诉我，应该更加自信。

在这里，聊天话题从"来访者想要获得什么"转化为"人们告诉了他什么"。从"儿童自我状态"的动机来说，他可能想要和你讨论关于如何变得更自信。这会转移你对他最初要求的注意力，就是说他想要获得什么。

有时，你会通过注意对方的用词，来侦查一个跑题沟通。

> 咨询师：你感觉怎么样？
>
> 来访者：我感觉你可能在嘲笑我。

来访者使用了"感觉"这个词语，但是跟随在感觉之后的是一个感觉报告，而不是一个情绪。来访者可能在重复自己的脚本信念时，认为流露出情绪是危险的。如果你接受了他的邀请，告诉他你是否在嘲笑他，那么你就会留下这个信念没有被面质。

有时，跑题的举动，会留下一个没有回答的问题：

> 来访者：因此，当她这样和我说的时候，我真的感很生气。
>
> 咨询师：你现在感觉怎么样？

来访者：麻烦的是，我不忍心告诉她……

在咨询的过程中，你有时会隐约感到脚下的地面在移动。如果是这样，可能是你错过了一个重新定义的回应，并且和你的来访者一起跑题了。有些在"儿童自我状态"下的人就很擅长发出跑题的回应。即使这种技能超出了他们的意识。如果你没有面质，那么在咨询中，你可能会在大部分时间被动地跟随你的来访者，不断从一个话题跳到下一个话题。在治疗结束时，你可能会感觉精力耗竭，好像你一直在耗费大量的精力，但在某种程度上你又感觉在绕圈，没有一点实质性进展。

阻碍性沟通

阻碍性沟通的意思是，沟通中个体借不赞同对问题的定义来避免提出一个问题。例如：

咨询师：从我们的咨询中，你想获得什么？
来访者：哦，好吧！我想知道这是否真的是我想要得到什么的问题？

或者

咨询师：你感觉怎么样？

来访者：你问的是，我情绪上怎么样，还是身体上感觉怎么样？

在阻碍性沟通的过程中，"儿童自我状态"的策略是让你在重新定义中产生争议。让人的注意力从感受到的对个人脚本信念的威胁中转移出来。

面质重新定义的沟通

为了有效地干预，你需要对来访者的每一个重新定义的回应都保持警觉。你可以选择直接面质，也可以在多次沟通之后，看看重新定义的内容是否能让你洞悉来访者的脚本信念。如果你选择了后一种方式，你会发现，对重新定义之前聊的话题保持清晰的头脑，非常重要。无论哪种情况，在某些点上，你都需要重新回到初始轨道上，并且邀请来访者加入你。有一个标准的回应方式就是，逐字重复你的问题：

咨询师：从我们的咨询中，你想获得什么？

来访者：嗯，人们经常告诉我，应该更加自信。

咨询师：从我们的咨询中，你想获得什么？

如果你的来访者继续重新定义，你可以重复你的问题好几次。另外一种方式是，对重新定义做一个元评论：

咨询师：你感觉怎么样？

来访者：我感觉你可能在嘲笑我。

咨询师：看起来你在对自己说：这个人正在嘲笑我。这是一个信念，而不是感觉。那么你感觉怎么样？

或者

咨询师：你感觉怎么样？

来访者：麻烦的是，我不忍心告诉她……

咨询师：你没有回答我的问题。你能回答一下吗？

对阻碍性交流的回应，你可以通过把重新定义的责任重新交给来访者来完成面质。

咨询师：你感觉怎么样？

来访者：你问的是，我情绪怎么样，还是身体感觉怎么样？

咨询师：无论哪个都行。

在第7章和第8章中，你已经举过一些例子，尽管当时我没有使用"重新定义"这个词语。例如在第8章合约制订的讨论中：

9 挑战过时的脚本信念

咨询师：你能做到我们刚才讨论的吗？

来访者：是的，我会试一试。

你会发现，这种表达就是重新定义。通过他的回应，来访者把话题从要做的事情上转移开了。相反，他谈论他将要尝试做什么。在解决这个问题时，咨询师可以面质重新定义：

咨询师：好吧，我没有问你，你将要尝试做什么。我问的是，你将要做什么。

在关闭逃生舱的程序中（见第7章），你也听到过这样的对话：

咨询师：你能保证在任何情况下，都不会杀死或伤害自己吗？

来访者：哦，我太懦弱了！我没有伤害自己的勇气。

咨询师：（面质）所以，你说的是，某一天如果你拥有了足够的勇气，你可能会伤害自己？

因此，在合约制订的时候，甚至在更早的关闭逃生舱的时候，你已经开始面质重新定义的沟通了。

实践清单9.1

重新定义沟通

从最近你和来访者的咨询中，选择一段大约几分钟长的录音。从头到尾听几遍，标记出以下问题：

1. 你的来访者在什么情况下给你提供了重新定义的回应？每一点都做出以下标记：

○ 这是一个跑题或阻碍性的沟通吗？

○ 你跟着来访者一起进入重新定义还是进行了面质？

○ 如果你面质，你是立即就做了，还是等了一段时间？

○ 如果你跟着来访者一起进入重新定义，那么你和来访者接下来做了什么？

2. 在这段工作中，你觉得自己的哪些干预特别有效？

3. 最后，总结下次你会做出哪些改变。

漠视

在本章开篇，我解释过，当一个人漠视的时候，他是在内心自动进行的。因此，漠视并不是直接观察到的。相反，你必须利用你可以观察到的外部线索来推断这个人什么时候在漠视。这些线索可能隐藏在他的用词，也可能隐藏在非言语信号中。

每当有人来确认自己内在的漠视时，这个人就可能利用这种无意识的漠视来证明自己的脚本信念。因此，面质来访者的漠视是一件非常重要的事情。这意味着当他弱化自己、他人、情境的特征的时候，就要让他引起注意。他可能会与你的面质对抗，因为这可能会威胁到旧的信念，这些旧的信念在他的"儿童自我状态"看来，对生存是必要的。他可能会以许多微妙的方式，无意识地邀请你安抚他的漠视。你需要留意这些邀请，并逐一拒绝。

对于漠视，和重新定义沟通一样，你并不总是需要立即面质。有时，你可以选择在心里记下漠视，然后等着看会发生什么。但为了保证有效的工作，你需要对每一次漠视，都保持知觉和清醒的意识。

人们漠视的方式有数不清的种类，不同的沟通分析师面质的方式也不同。在篇幅有限的情况下，我无法一一列举。我会给出一些简单的案例，让你对面质的过程有一个基本的概念。你可以通过使用这些识别方法，在经验中形成自己独特的面质风格。

漠视的言语线索

这里有一些例子，是关于人们如何选词来暗示他很可能正在漠视：

"我无法思考。"

"你让我感觉很糟糕。"

"做这件事让我感觉很不舒服。"（意思是"我很不舒服"）

"没有你，我感觉很不好。"

"我看你不会拼写。"

"能告诉我，你感觉怎么样吗?"(假设这个人没有身体上和言语上的缺陷，很明显他可以说出自己的感受。但问题是，他愿意说出吗?)

"现在的人都不可信。"

"除了罢工，我们别无选择。"

"生活就是一场巨大的挣扎。"

回忆一下在第7章和第8章中，这些言语上的"漏洞"，现在你将会意识到，其中许多都是漠视的线索。

扭曲和删除　漠视的言语线索包括删除和扭曲（cf.Bandler & Grinder, 1975）。删除，是指当事人会忽略一些与解决问题相关的信息。例如：

"我想要靠得更近(删除:和谁靠得更近?)，但是我做不到(扭曲)"

"我需要帮助(删除:帮助什么呢？从谁那里获得帮助?)"

"人们(删除:哪些人?)出来抓我(扭曲)。"

"我想要你告诉我，你感觉怎么样?"(删除:说话的这个人暗示了需要另外一个人告诉他自己的感觉，但没有明确提出要求。为了填补这个不完整的对话,说话者应该再加一句,例如:"你会告诉我吗?"或者简单地问一句:"你能告诉我,你感觉怎么样吗?")

侦查漠视的语言线索　从理论上说,侦查漠视的语言线索是很简单的。当来访者的表述指明他正在忽略或者抹去事实的某些方面,你就找到了他在漠视的证据。在这里,"事实的某些方面"包括和他自己相关的、和别人相关的,或者和现实情境相关的证据。

在实际操作中,会遇到两个困难。第一个困难是在我们的现实生活中,言语上的漠视很常见,多到大多数人都对其不敏感了。你可以通过培养用"火星人视角"思考的技能来补救(见第1章和第8章)。你的目标是从说话者表面上在说什么中跳出来,而听懂他们真正想表达的意思。

第二个困难是当人们漠视的时候,他们是无意识的。每一次漠视都代表这个人的一个盲点,他正无意识地忽略现实中的某一个特征。只要你没有和他一样的盲点,那么你就能发现这次漠视。但是,如果你和他有一样的盲点,那么很显然,你也会错过这次漠视,并且你也意识不到你正在错过它。

这意味着,咨询师自己通过咨询或治疗的方式来解决自己的脚本信念,是非常重要的。通过这样做,你可以减少自己盲点。你可以为自己的咨询工作寻找规律的督导,事后找出来访者什么时候在漠视，以及你是否面质了。

评估漠视

有一种面质言语漠视的方法是，邀请你的来访者回到他的"成人自我状态"，来评估漠视的性质。

例子：

> **来访者**：你看到了，我天生就是一个冷漠的人。
> **咨询师**：你真的认为，你天生就是这样的吗？

或者

> **来访者**：我需要帮助。
> **咨询师**：帮助你做什么？

当你听到最初的漠视，你可以发现，来访者反复重现的脚本信念是什么。通过这样做，你可以接触到来访者在"儿童自我状态"下，想要抵抗的最早期的和最灾难性的信念是什么。然后你可以对这个信念进行直接的面质。在这个例子中，咨询师可以通过句子补全的方法进行探索。

> **来访者**：我就是不能告诉我的母亲,我对她有多生气。

咨询师：那么"因为如果我真的告诉她，我害怕的是什么？"

来访者：我害怕她承受不了。

咨询师：那么"如果我对她生气，但是她承受不了，我害怕的是？"

来访者：(停顿)我害怕在那种情境下，她会崩溃。

咨询师：你害怕的是，如果你对母亲生气，她会崩溃？

来访者：是的。

咨询师：听起来，你相信"如果我对母亲生气，我将会摧毁她"。你是否认为自己一直相信这个信念？

来访者：是的。我认为是这样的。

咨询师：那么，事实是什么样的呢？(当你听到脚本信念的时候，这是一个非常有用的问题。)

来访者：我能对她生气，她也会挺过去的。

咨询师：是否愿意再重复一遍呢？

来访者：我能对她生气，她也会挺过去的。

咨询师：是啊，你说得很对，她会挺过去的。(证实了基于现实的认知。)我认为你刚刚为自己做了一些很好的更新。

对漠视的反驳

另一种面质的方式，就是简单地给出一个直接的反驳。例如：

来访者：我无法思考。

咨询师：不，你可以！

或者

> 来访者:你让我感到很生气!
>
> 咨询师:不,我没有。没有人能够"让你"感觉到任何情绪。

直接反驳的方式,乍一看,好像是对来访者的冒犯。但是,接下来的故事(斯希夫在工作坊中说的)能让它的基本原理变得更加清晰。一个小男孩冲进爸爸的房间,大呼:"爸爸!爸爸!我的床底下有一只老虎!"

现在看来,爸爸最贴心的举动就是把小男孩带回卧室,看看床底下。他可能会让男孩检查床底,看是否真的有老虎。

但是如果爸爸这样做了,他会巩固儿子的信念,在小男孩的床底可能有时会有老虎。因为,如果不是这样的话,为什么还需要去查看呢?

因此,对爸爸来说,更好的回应方式是坚定地说:"你的床底下是不会有老虎的。你是安全的。现在请回到床上去吧。"

这个故事强调了咨询师和来访者在这种面质过程中所使用的自我状态。咨询师以一种对现实重新定义的方式提出他的反驳,使用的言语和非言语的信号都表明他在"父母自我状态"下。咨询师邀请来访者在"儿童自我状态"下聆听这种重新定义。这和邀请来访者对自己的漠视进行评估(第8章提到的)形成鲜明对比;

9 挑战过时的脚本信念

在那个情境中，你和来访者呈现的是"成人自我状态"对"成人自我状态"。

不用说，当来访者明显地忽略或者弱化现实的某些方面的时候，你就要使用这种直接的反驳。你通常会用它来回应像"我不能思考"这样的漠视。在这类情境下，来访者将自我限制的脚本信念当成一种事实。事实是，来访者肯定有思考的能力。有可能他没有使用自己的全部能力来思考，或者他认为自己无法思考，但是这些和"我不能思考"是不同的事情。因此，就像故事中的爸爸一样，站在父母的立场上，告诉来访者事实是什么样的。

面质不一致性

"非言语流露"在关闭逃生舱的章节和合约制订的章节（见第7章和第8章）中谈到的，都是漠视的非言语线索的例子。你知道，要甄别这些线索可以通过观察存在的不一致性，比如说话者的肢体动作与所说内容不符。

在实际操作中，你永远无法确定地说，某个特定的非言语线索表明这个人正在漠视。在第7章中，当来访者说自己永远不会杀死或者伤害他人的时候，把手放在自己的嘴巴前面。凭直觉，你可以猜测他的肢体动作否认了自己的语言，因此这是一个漠视的信号。但是，由于你无法完全读到他心里所想的，你需要通过提问的方式来进一步确认自己最初的判断。

如果你对非言语信号的含义有所疑问，一定要用语言的方式来跟来访者确认他是否在漠视。永远不要只根据社会层面的信息就继续下去。这样做的理由在伯恩的"沟通法则"中提到过：是沟通的心理层面告诉我们到底发生了什么。因此，如果一个人在漠视，而你却认为没有，那你就会错误地判断你们之间沟通的整个意义了。

直到你知道来访者是否在邀请你安抚他的脚本信念之前，你最好的选择是暂时什么也不要做、什么也不要说。你所做或所说的任何事情都可能被你的来访者记在心里，都会被来访者认为是脚本信念的证据。即使是一些自然的回复，例如"嗯"、微笑或者面部表情的变化，都有可能。

面质绞架上的笑容　漠视的一个非常显著的线索就是不一致性，我们称之为绞架上的笑容。也就是当一个人在诉说非常痛苦的事情的时候，他却在大笑或者微笑。

例如：

　　"哦,哈哈哈,我就是一个傻子!"
　　"我真的不认为,我能够戒酒。"(微笑)

绞架上的笑容这种模式，在"儿童自我状态"的动机中，是想邀请你一起笑或让你回应微笑。如果你真的这样做了，对方很可能会认为，你认可了他的这种漠视行为。

面质绞架上的笑容，你不能加入来访者和他一起大笑。而是可以继续面无表情。你可以用言语拒绝这种漠视：

> 来访者：在来这里的路上，我发生了严重的车辆撞击，哈哈！
>
> 咨询师：(不笑)这一点儿也不好笑。

并不是所有的大笑都是绞架上的笑容。进一步说，绞架上所展现的大笑听起来和真正的大笑也没有什么区别。那该如何发现它们的区别呢？答案是你需要根据上下文进行识别。如果存在疑虑，在跟他一起大笑之前保持谨慎，直到你发现来访者内心正在做什么。

实践清单 9.2

面质漠视

从你最近的咨询中，寻找一段录音，从头到尾听几遍。思考以下几个问题：

1. 什么时候，你听到来访者正在漠视？对于你听到的每一个例子，都注意以下几个问题：

○ 漠视是以什么方式呈现的？言语的还是非言语的（例如绞架上表现出的微笑）？

○ 你面质了吗？

○ 如果你面质了，来访者接受了吗？

○ 在面质的时候，你还有其他选择吗？

○ 如果你没有面质，来访者接下来又做了什么？

2. 在你的咨询工作中，你认为最有效的是什么？

3. 最后，总结下次在哪些方面，你会做得不一样。

漠视矩阵

漠视矩阵是一个模型，可以让你精准地确定一个人的漠视性质和强度（Mellor and Sigmund，1975）。它用来协助问题的构想和解决。

该模型首先区分了漠视的三个方面：

- 自我

- 其他人

- 环境

在约翰与我做的一个陈述中，他在以下三方面表达了漠视：

"我就是无法告诉我的父母,我对他们的真实感受。"(对自我的漠视)

"但是呢,他们不是你能与之沟通的人。"(对他人的漠视)

"无论如何,我们的家庭就是不能让人说出自己真实感受的。"(对环境的漠视)

在每一个区域，漠视都被分为四个层次和三个种类（米勒和西格蒙德使用了"模式这个术语来代替层次"）。这就给出了一个4×3的矩阵，如图9.1所示。

矩阵中的每一个小格子代表了一个类型和一个层次的特定组合。就拿最上排左边的那个格子做个例子：层次是存在，类型是刺激。当一个人漠视的类型是刺激的存在，他会清空对正在发生的事件的感受，无论是内在的还是外在的。例如：这个人在吃饭之前不会感觉到饥饿，在吃完饭之后也不会感觉到饱腹。

在第一行的第二格子，这个人漠视的类型是问题的存在。在这种情况下，他能意识到正在发生的事情，但是却清空了对自己或者他人存在问题的可能性。例如，妈妈听到婴儿在哭，并且说道："婴儿又哭了。婴儿真是非常喜欢哭。"

层次	类型		
存在	T₁ 刺激	T₂ 问题	T₃ 选项
重要性	T₂ 刺激的重要性	T₃ 选项的重要性	T₄ 问题的重要性
可变性	T₃ 刺激的可变性	T₄ 问题的解决可能性	T₅ 选项的存在可能性
个人能力	T₄ 个人可灵活应对的能力	T₅ 个人解决问题的能力	T₆ 个人对不同选择的反应能力

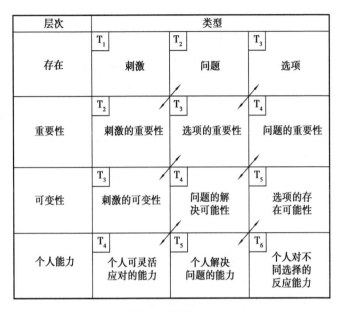

图9.1 漠视矩阵

再往右边移一个格子，这个人漠视的类型是选项的存在。在这种情况下，他能意识到正在发生的事情，也能意识到自己或者他人存在问题，但是却忽略了解决这个问题的行动的可能性。例如：有人在大雾的时候在机动车道上飞速开车。他并没有放慢速度，对他的乘客说："大雾真麻烦，我看到他们挂起了限制速度的标志。"

我们继续看矩阵的第二行，当一个人漠视的类型是刺激的重要性时，他能够意识到正在发生的事情，但是却忽略了它可能对自己的意义。我们再一次回忆之前说到的例子，我们引用听到婴儿在哭的妈妈的例子，她说："婴儿真是非常喜欢哭。"

这个矩阵中剩下的内容都可以用这个方法继续组合。你可以用上面提到的例子，来研究你是如何侦查来访者在这些类型和层次上组合变化的。

漠视的层次

漠视矩阵中的格子之间是存在内在联系的。任何一个格子都与以下格子有关：

- 它右边的所有格子
- 它下面的所有格子
- 在同一对角线上的所有格子

这个原则被称为漠视的层次。

例如：如果一个人无法意识到饥饿和饱腹，他也不会意识到他在采取行动缓和这些感觉时有任何问题需要解决（右边的格子）。因为他无法知觉到问题的存在，他也就没有考虑解决问题选项的动机（右边两格的格子）

他清空了对于饥饿和饱腹的感觉，也就自然清空了这些感觉可能带来的问题（下面一个格子）。同样，你可以完成矩阵中的其他格子的例子。

我们也已经注意到，这个带着哭泣孩子的妈妈，她漠视问题的存在，也漠视刺激的重要性。这两个格子是在同一对角线上的。要注意，在这个矩阵图表中，对角线用箭头表示，并且数字从T1（左上角）到T6（右下角）。从这个漠视的分层中，你会意识到：

● 任何一条对角线上的漠视，都包含在其下方和右侧的所有对角线上的漠视。

用漠视矩阵来进行 问题的建构

再一次，你可以使用之前说过的一个例子来做验证。

一个人无法解决某个问题，是因为他错失了某些可以带他走向有效行为的信息。漠视矩阵在问题构建中的用途是：它可以帮助你精确定位这个"缺失的环节"在这个人的思维中所处的位置。漠视矩阵尤其适用于那些明明已经接触到有用的信息但是却无意识地清空它（漠视）的人。但是当某个问题的形成，是由于信息的缺乏或者是信息的误报，这个矩阵是同样有效的。因此，漠视矩阵是非常有用的工具，可用于各种可能无法解决脚本问题的咨询中，例如职业咨询。

当某个人说一些话或者做一些事情表明他在漠视的时候，你第一步需要做的就是在矩阵上定位漠视的类型和方式。但是，第一印象可能无法告诉你他的信息中潜在的"缺失的环节"的准确位置。为什么？因为他很可能在你第一次注意到的漠视点的上面或

9 挑战过时的脚本信念

者左边对角线上。

约翰：漠视的层次

约翰陈述的第一个愿望是，他和父母亲在情感上更加亲近。我将这看作合约中最主要的目标，因为这标志着他改变了早年不愿亲近父母的决定。当我们商量这个改变可能对他意味着什么时，我使用了漠视矩阵来标记他是如何漠视的（第13次咨询）。

约翰开始陈述他的问题："我似乎无法和我的父母讨论自己的任何一种情绪"。乍一看，他呈现出的是他对自己做选择的能力的漠视。这会将他的漠视的位置定位在对角线T6。但是，我继续通过提问的方式，系统地在矩阵上处理对角线，来检验我的第一印象。以下就是我和他的对话：

约翰：我想要与父母靠近，但是看起来我没有具体可实施的方法。

咨询师：在接下来的这个星期，你会做一项什么样具体的行动呢？以此，当在这个星期快要结束的时候，你可以说："是的，我已经用我想要的方式与父母走得更近一些了。"（研究T5）

约翰：（停顿）事实上，我不知道是否有一些我可以做的特

别的事情。（暗示在 T5 上面存在漠视）

咨询师：因此，此时你想不到一些可以做的特别的事情。你如何断定，你是以自己想要的方式与父母亲的关系更近了一步呢？（研究 T4）

约翰：（绞架上的笑容微笑）好吧，说到底我不知道自己是否真的以自己想要的方式，和他们关系更近了一步。有可能我就不是会和其他人进入亲密关系的那种人。（在 T4 上面存在漠视）

咨询师：你是否知道其他人以你想要的方式与他们的父母关系很亲近？（研究 T3）

约翰：当然！海伦就这样做了，在最开始的时候。

约翰的"缺失的环节"，不是在 T6 上，而是在 T4 上。在自我的领域中，他漠视自己做出不同反应的能力。这也意味着，他漠视这个问题的解决方案，以及漠视他所拥有的任何选择的重要性。

同时，他和我一起发现，我们的参照系在 T3 上是一致的。我们可以把这个共同点当成解决问题的起始点。

在问题构建中，你当然可以使用其他的轨道来进入漠视矩阵，从左上角开始，一直沿着对角线工作。你也可以找到一些例子来代表它。

对漠视矩阵的干预

漠视矩阵除了可以帮助构建问题，也是有效干预的一个向导。

原则如下：

● 发现来访者在哪条对角线上漠视,然后在漠视矩阵这条对角线上或对角线之上进行干预。

如果你的干预在这条对角线之下，那么这个干预本身也很可能是被漠视的。

约翰：对漠视矩阵的干预

继续我们之前举过的例子：假设我根据之前的最初印象，将干预定位在 T6。我可能会邀请约翰继续往前走，在接下来的一周中与父母敞开心扉沟通，然后回来向我报告。在社会层面上，他很可能会同意这样做。但事实上，他是在 T4 上漠视，而不是 T6。在内心，他可能会清空他可以采取的任何具体行动，这些行动被视为"与父母更亲近"（T5）。更重要的是，他一直在最小化自己的内在能力，不去做任何事情来实现他想要的结果（T4）。因此，如果我继续在 T6 上干预，很可能约翰会寻找一些方法继续破坏他答应了的改变。

因此，一开始我就在约翰漠视最高的对角线上面质。我的计划是，如果在这一步上成功，那么就可以转换到 T5，然后以同样的方式转移到 T6。最后，我会邀请约翰从右下角的矩阵中出来。伴随着这个过程，他可以进入主动解决问题的阶段。

我们的交流是这样进行的：

咨询师：好的，现在你已经知道了，至少有一个人可以以你想要的方式来完成这件事情。从中，你可以得到一些信息。你是"可以与他人建立亲密关系的人。"就像海伦和其他很多人一样，你有这个能力。（对 T4 的漠视进行直接的反驳）

约翰：你这么直截了当地说，是的，当然我有这个能力。但是我仍然觉得我无法与他人接近。

咨询师：两者之间是不一样的。"感觉你无法完成"与"真的没有能力完成"是不同的。（再次对 T4 进行反驳）

约翰：（大笑）是的，你说到点儿上了！（从 T4 中跳出来）（停顿）但是，问题是，我无法想象我可以与父母敞开地交流我的真实感受。你能给我一些我该怎么做的办法吗？（在 T5 上漠视）

咨询师：我将这个问题还给你。有没有哪件事情，是你可以在接下来这个星期做的，关于"与父母敞开地交流"。（让来访者评估在 T5 上的漠视）

在这次咨询的最后，约翰已经慢慢移到 T6，然后从漠视矩阵中出来，进入问题解决的合约中。他表示，可以主动给父母打电话，和他们约好一个时间去拜访他们，而不是像过去一样，等着父母来联系自己。他也意识到，如果父母没有给出对感受进行讨论的话题，他自己也可以主动提起并开始这个话题。他的最后一步是和我约定，他会在接下来的一周里面完成这些行为，并且在下一次咨询的时候跟我汇报。

在这个事件中，约翰履行了我们商定的合约。作为一个成年人，他第一次和父母分享了自己对他们的情绪和感受。起初有一些不适应，他们的回应是敞开心扉。通过这种积极的解决问题的方式，约翰能够以"成人自我状态"处事，他发现无论是他自己还是父母，都和自己之前脚本信念中刻画的不一样。每一次他重复自己新的行为，他都在弱化扭曲系统中的反馈环。取而代之的是，他强化了新的循环，这一次是适合他作为成年人的现实选择的。

之前的这些例子说明了如何把漠视矩阵当作治疗序列（见第 2 章）和合约制订（见第 8 章）的指南。当来访者初次呈现他的问题时，你的第一步是发现他的漠视最高的那条对角线在哪里。然后按照我们的合约来工作，从最高的对角线开始，一直往下。这样做可以避免过早地跳进行为上的合约，而忽略掉在矩阵中更高

治疗计划和漠视矩阵

层级的漠视。例如，对于无法表示饥饿或者饱腹的来访者，你们的第一个合约可能是花几个星期的时间来了解吃饭之前和吃饭之后身体不同的感受，关注这些感受，并且与你交流这些感受。

实践清单9.3

使用漠视矩阵

使用和实践清单9.2中（面质漠视）一样的录音片段可能会有指导意义。反复听几遍，并且记下你所听到的每一个漠视的线索：

1. 这个漠视是哪个层次的（关于自我、其他人，还是环境）？

2. 在这个方面，这个漠视在漠视矩阵中哪个位置（类型和层次是什么）？

3. 如果你面质了，你的面质在矩阵中解决了哪条对角线？

4. 你的面质和来访者漠视的对角线，有什么不同？

5. 你的来访者接下来做了什么？

6. 你认为你这次做的哪些行为是有效的？

7. 下次你会有什么不同的做法吗？

9 挑战过时的脚本信念

面质扭曲和心理游戏

你会回忆起来，我们在第6章讨论过扭曲和心理游戏。所有的扭曲和心理游戏都是一个人自动重复脚本信念的外在表现。也就是说，他在漠视。要帮助你的来访者从脚本中走出来，你的任务是面质这些旧的模式，并且用一些新的选项来替代它们。

你的来访者最初的抱怨可能是关于在咨询关系之外和别人的扭曲和游戏。但是，在和你的咨询中，也会展示和与别人相处时一样的模式。你可以从以下切入点开始你的干预。

对扭曲感受进行工作

在咨询中，你的目的是向来访者传达他不再需要延续自己在婴儿时期做的有魔力的策略。作为一个成年人，对于满足自己的需求有一些更好的方式。你可以通过以下方式表达：

- 面质扭曲行为和扭曲感受
- 安抚问题解决的行为和真实感受
- 确保你没有安抚扭曲行为和扭曲感受

有一点需要说明：这是对情绪本身的公开讨论，不一定具有治疗作用。如果你的来访者跟你讨论脚本情绪，并且你对此进行了安抚，他会认为你认可了他的脚本信念。罗伯特·古尔丁（以工作坊的形式呈现）指出，人们有一个错误的认知：每个人都有一大桶情绪，并且为了感觉更好，他们只需要继续公开讨论，直到情绪桶被清空。罗伯特·古尔丁说，事实是，这个桶会变成一个无底洞。如果被表达的情绪是脚本情绪，这个人可能会无休止地表达，但并没有什么改变。

避免安抚脚本情绪　罗伯特·古尔丁和玛丽·古尔丁尤其强调，当来访者在表达脚本情绪的时候，尤其要避免安抚他（Goulding and Goulding，1979：97）。举例来说，在咨询过程中，当来访者眼泪夺眶而出，并且伸出手想要身体接触时，与他握手或者抱抱他看起来是自然且富有爱心的。但是肢体接触对"儿童自我状态"来说是一种潜在的安抚。因此，如果来访者的眼泪表达的是脚本情绪悲伤，而你抚摸他作为回应，那么他很可能会将此认为是对他脚本信念的确认。

相反，你可以邀请他探索那些被脚本掩盖的真正的情绪。

剥洋葱　那么，你该如何邀请你的来访者从脚本情绪中离开并进入真正的情绪呢？通常的方法是先给他一些时间来发泄脚本情绪。过一会儿，他通常可以自发地进入真正的情绪。如果你对他的身体信号保持关注，你也可以帮助她完成这个过程。

例如，来访者想象着自己的父亲坐在一块空的垫子上，他朝着父

　　　　9　挑战过时的脚本信念

亲表达自己的生气情绪。你知道，在他这样做之前，他已经做了
好几次，并且没有获得长时间的释然，因此，你的假设是，这种
生气情绪是一种扭曲情绪。

> **来访者**：(喊叫)我对你很生气,爸爸!(打垫子)
> **咨询师**：再来一次。(邀请他继续表达情绪,但是并不安抚他所
> 表达的情绪)
> **来访者**：(声音变低,把脸藏在手后面)我对你很生气,爸爸!
> **咨询师**：你听起来没有那么生气了。(面质不一致性)给你自己
> 一些时间来感受你目前的感受,无论它是什么。(将安
> 抚转到真正的情绪)(停顿)现在,去告诉爸爸你真实
> 的感受。
> **来访者**：我很害怕。我害怕对你生气,爸爸。

来访者开始转向内心真实的情绪——害怕,这种情绪之前被脚本
情绪生气所掩盖。当他准备好了时,你可以和他一起去探讨他害
怕的是什么,以及他需要做什么来解决他的害怕。

有些时候,一个人会用一种或几种脚本情绪来掩盖某一种脚本情
绪。因此,在咨询中,你需要解决来访者最先呈现出来的脚本情
绪,并进一步以剥洋葱的方式来工作。通常,脚本情绪的层次,
是在不同的发展阶段获得的,在后期阶段获得的情绪往往在洋葱
的外层。在我们的案例中,来访者首先呈现的是一种缺失的状

态。在压力下，他最原始的反应是阻止自己体验任何情绪。随着咨询师对他的辅导和面质，他开始愿意表达自己潜在的生气。最后，他到达了自己"儿童自我状态"的真实感受：害怕。

总结一下：安抚脚本情绪毫无治疗效果。但是，如果你确定在来访者探讨一会儿自己的脚本情绪之后，有助于进入自己内在真正的情绪，那么邀请他对自己的脚本情绪进行讨论可能是有治疗效果的。你的任务是，对来访者什么时候在脚本情绪中，什么时候进入真正的情绪，以及你选择安抚了什么情绪，都要保持清醒的意识。

这种从脚本情绪进入真正情绪的转变，是来访者改变过程的核心，我们称之为再决定（见第10章）。

面质制造感受的神话

如果一个人在经历脚本情绪，他通常可以轻松地从脚本情绪中出来，进入另外一种情绪。

举个我个人的例子：在我生活的大多数时间里，有一个令我很无助的扭曲是，在我着急想要去某个地方的时候，我经常会找不到车钥匙。无意识地，我这样做是为了证明自己对扭曲感到恼火。自从了解了扭曲，我用了一种不同的策略。现在，如果我随意放了自己的钥匙，我就告诉自己："哈，我注意到自己刚刚又进入扭曲的情境里了。"不对扭曲感到恼火，取而代之的是我会选择对自己足够聪明能认出脚本这个行为感到愉快。

有意思的是，这样做的一个连带效应是，我现在不像以前那样经常"丢"钥匙了。用扭曲系统的术语来说，这是意料之中的结果。我不再批评自己和感到恼火，而是对自己的聪明感到安抚和感到愉快，我已经打破了自己脚本中的旧的扭曲循环。这种情绪的改变能帮助我消除扭曲行为。

当你给来访者提供这个策略的时候，会发生什么呢？在我的经验中，很多人在一开始都不相信自己可以选择自己的情绪和感受。当我们还是孩子的时候，我们就被告知，是其他人或者外在的事件造成了我们的感受。罗伯特·古尔丁和玛丽·古尔丁称之为"制造感受的神话"（Goulding and Goulding，1979：87-88）。这个神话之所以存在，是因为受到传统的影响，包括流行歌曲（"你让我爱上了你……"）。

当一个人认为是外在事件造成了他的感受，那么他也会认为自己没有能力决定自己的感受。这也是为什么很多成年人会固执地坚信制造感受的神话。这是一种神奇的"儿童自我状态"，将情绪的责任归为外在环境。他漠视自己的能力，也就自然相信自己的脚本反应是由环境造成的，而不是他自己的选择。

在咨询中，你的任务是在来访者每一次表达"制造感受的神话"的时候，都一如既往地面质。在前文的"漠视"一节中，我已经举了几个例子。这里还有几个例子：

来访者：这整件事都是令人沮丧的。

咨询师：在这种情境下你感到很沮丧。你能听出来我说这句话和你说这句话之间的区别吗?(面质"制造感受";邀请来访者评估漠视)

来访者：现在,你让我感到有点迷惑了。

咨询师：尝试去说:"艾恩,我对你非常生气!"(双重面质。我否定了"制造感受",并且邀请来访者表达自己的真实情绪,我猜测这种情绪之前可能被脚本情绪掩盖了。)

面质扭曲

在第6章中,你可以回忆起来被称为"扭曲"的过程(English,1976a,1976b)。当一个人邀请另一个人来安抚自己扭曲情绪的时候,这个过程就发生了。这种邀请是在心理层面上的。这里有一个假想的例子:

来访者：今天我和老板又发生了争吵,我对此感到非常沮丧。

咨询师：(错误地)亲爱的,听到你有那样的感受,我感到很难过。

来访者：是的,麻烦的地方在于,我不知道我可以说些什么让情况会有所不同。

咨询师：(错误地)当你这么说的时候,我真的很同情你。

在心理层面上,来访者的邀请是:"请对我的压抑和无助进行安抚"。在这个例子中，咨询师用他的回应进入了这种邀请，扭曲就已经在路上了。

人们可以从"父母自我状态"或者"儿童自我状态"中进行扭曲。英语中将儿童的扭曲分为两类，分别是"无助"和"不服从"。无助的扭曲听起来很悲伤和沮丧，就像我们例子中的来访者一样。不服从和无助一样，在一个较低的位置，但这个人却采取了抱怨、指责的姿态。这两种情况都表明了"儿童自我状态"下对自我的漠视。

英语中将"父母自我状态"的扭曲分为两类，分别是"好帮助人"和"发号施令"。无论哪个角色，这种扭曲都是在一个较高的位置上。这两种情况下，都是对他人的漠视。"好帮助人"经常提供给他人支持和帮助，并且相信"这个人需要我的帮助，因为他不具有帮助自己的能力"。在刚才我们假象的例子中，咨询师就扮演了这样一个好帮助他人的角色。发号施令者，批评或者恐吓威逼别人，并且相信："这个人无法继续生存，除非我控制和指挥他"。在"不服从"和"发号施令"之间的扭曲，听起来就像以下这个假象的例子：

来访者：哦，我烦透了！今天又和老板吵架。实在无法与那头猪交谈。

咨询师：（错误地）好的。把你的老板放在垫子上，并且告诉他："老板，你真是猪！我不再从你这儿自取其辱了！"

来访者:(坐立不安地)我想我做不到。这会有帮助吗?

咨询师:(错误地)相信我!反正你也有信任问题,你知道的。

现在继续吧,把你的老板放在垫子上。

在咨询中,你的任务是拒绝来访者每一次扭曲的邀请。这需要你对他保持密切的关注,因此这些隐秘的邀请在社会层面上听起来就像是博同情和求帮助。要将这个扭曲的伎俩从真实事件中区别出来,你可以使用在本章前面部分谈到的侦查和面质漠视的那些技术。每一个进入扭曲的邀请都会涉及心理层面漠视的隐秘信息(见第1章)。

实践清单9.4

面质扭曲系统

使用最近一次咨询的录音片段,并且注意以下几个问题:

1. 在什么时候你的来访者邀请你进入扭曲?

2. 他是在哪种自我状态下发出邀请的?

3. 当他发出邀请的时候,你是接受了还是面质了?

4. 如果你面质了,来访者是如何回应的?

5. 如果你接受了他的邀请进入了扭曲,你是从哪个自我状态来做出回应的?你和你的来访者接下来做了什么?

6. 当你做得有效的时候,对自己进行安抚。

7. 记录下次在哪些地方你会做得不同。

面质心理游戏

在第6章的时候，你已经了解到心理游戏通常由扭曲交换开始。

但在心理游戏中总会出现一方突然改变行为的时刻。如果他在一个低位发生扭曲，他就会转变到一个高位，反之亦然。另一个人通常也同时发生位置变换。这种突然的改变被称为转化。这就是心理游戏的主要特征。在转化之后，每一个游戏者都会感到一时迷惑，之后会获得强烈的脚本情绪。

当一个人在脚本中，通常会一次又一次地播放同样的心理游戏序列，只有内容的小细节会随着场合的不同而有所不同。然而，每一次当他重复心理游戏，并进入令人作呕的转化，他都会对自己说："这是多么熟悉——但是我没想到它会再次发生。"

一旦你和来访者商定好了治疗合约，你的任务就是每次他在咨询过程中开始玩心理游戏时都要面质。你也可以向他展示如何在咨询关系之外走出自己与他人进行的心理游戏。

沟通分析理论者提供了非常多精巧的面质心理游戏的技术（e. g.，Berne，1964a；Dusay，1966；James，1976）。我在核心观念9.2中总结了面质心理游戏的原则。

核心观点9.2

面质心理游戏

1. 面质心理游戏，你必须打破它预期的走向。

2. 面质心理游戏的第一步是，对心理游戏中的每一步进展都保持清醒的认识。

3. 在咨询中的任意阶段进行干预，来打断他的心理游戏。你可以通过邀请玩家做除心理游戏中可预测的移动之外的任何事情来做到这一点。你也可以改变自己的回应，来让它不匹配心理游戏玩家的事先期望。

4. 随着打断心理游戏，你也可以给心理游戏玩家提供非脚本的选项，来替代心理游戏中的预设步骤。这为玩家提供一个退出心理游戏序列的新出口。

5. 如果你的打断被接受了，心理游戏中所有接下来的环节都会被预先阻止。

在接下来的小节中，我会给出一些面质心理游戏的方法。事实上，好好应用在本章之前学习到的知识，你就已经为面质做好了准备。

面质漠视　你可以回忆一下，在心理游戏的每一个阶段都包含着漠视。因此，你可以通过使用侦查和面质漠视的技术（见这一章之前的），来开展有效的干预。在心理游戏中，你越早发现和处理漠视，你就能预先阻止更多的心理游戏。所有方法中最有效的是，在开场隐秘的沟通中第一次出现漠视的时候就面质。

否认脚本情绪的结局　你知道，心理游戏的结局往往导致游戏者体验脚本情绪。因此，即使来访者想要把心理游戏玩到结局，你还是通过邀请他来感受真实的情绪而不是脚本情绪，来帮助他拒绝未来的心理游戏（见本章的"面质制造感受的神话"一节）。

在转换过程中进入亲密关系　当心理游戏玩家进入转换过程中，他把经历相似的迷惑和进入脚本结局，认为是唯一可能的下一步。然而，艾米丽·鲁珀特（Emily Ruppert，1986）指出，当事人也有不同的选择。每一个心理游戏都是游戏玩家在儿童时期学习到的用来掌控周围人满足自己需求的一种策略。鲁珀特说，当转换的时候，心理游戏玩家可以通过选择直接表达真实的需求来走出心理游戏。在这个过程中，当事人可以表达之前被脚本结果所掩盖的真实情绪。伯恩（1966: 366）使用"亲密"一词来描述这种对真实需求和感受的分享。

如果当事人从心理游戏中找到了新的出口，他就进入了一种"未知领域"。只要他待在心理游戏的脚本里面，转化之后的困惑就会时刻伴随着对脚本结局的熟悉。但如果这个人选择了用亲密来取代这种结局，他会情愿待在这种迷惑里。从心理游戏中退出，他也自然从脚本中退出。因此，他会被要求"回到制图板"中，并且做出当下的反应，来取代熟悉的脚本反应。

与旧的心理游戏模式相比，他通过新的出口时可能感到不适。事实上，他一开始可能会感到极度不适，因为他要努力应对新的、没有尝试过的选择。他的满意，以及你作为一名咨询师的满意是，无论他的选择有什么样的结果，他都愿意承担起成年人的责任。

约翰：心理游戏的面质

就是这样，约翰从长期的心理游戏中突围出来。他过来做心理咨询而不是简单地重复那些糟糕的心理游戏的情绪结局，是他已经迈出的第一步。接下来一个重要的步骤是关闭自己的逃生舱。通过这样做，他使自己有可能放弃在"儿童自我状态"下保存的"愤怒邮票"，他一直用它来证明自己心理游戏的结局。

随着基础的奠定，我邀请约翰从心理游戏中走出来，进入一种亲密关系。在第14次咨询的时候，他和我分享了他的成果，他开始清楚地意识到：当海伦可能离开他时，他有多么害怕。他想要的是海伦能和自己待在一起。所以，我建议他制订一个合约，把他刚才对我说的话开诚布公地告诉海伦。约翰接受了这个合约。

他将自己答应的承诺付诸实践。他不再带着脚本情绪的愤怒来攻击海伦，而是告诉她如果她拒绝他，自己有多么害怕。他说自己最想要的就是海伦和自己待在一起。

海伦自己没有做过心理咨询。约翰报告说，海伦说当约翰坦诚以待的时候，她刚开始感到惊讶，甚至是怀疑。约翰意识到，当他告诉海伦自己的真实感受和真正想要的东西时，自己是在冒险。因为约翰认为，海伦很可能已经决定拒绝自己了。当关系中的一个人选择从心理游戏中出来的时候，风险总是存在的。不大可能让关系中的另一个人放弃自己的心理游戏来作为回报。在这个案例中，海伦并没有离开约翰，但是她花了很长时间来适应他新的交往方式。但约翰离开咨询的时候，海伦还在这个过程中。

在这一章中，我们研究了很多可以用于邀请来访者澄清和加强"成人自我状态"功能的方法。在下一章中，我们要继续研究你可以用以邀请来访者在"儿童自我状态"下做出改变的方法。如果他选择这样做，他就会重新接触到童年的经历和决定，这些经历和决定一直是他生命脚本的基础。

技能实践

技能实践适用于小团队（尤其是3~5人）。小组成员合作使用漠视矩阵来找出在实际情境中漠视的位置和属性，然后进行面质。练习的时间可以灵活变通，可根据小组成员提出需要分析的问题的多少及小组成员带进来讨论的细节的角度来做调整。在形成小组的时候，参与者需要找到至少一位小组成员愿意当"探索者"，也就是说，需要一个人带进来个人问题作为练习的对象。（角色扮演来访者或报告与来访者一起的工作，都可以。这两种选择中的任何一种都意味着，团队正在对探索者对来访者漠视的主观判断进行工作，这可能是准确的，也可能是不准确的。）

对每一个陈述问题的人，过程是这样的：探索者描述一个对他来说不满意的个人情境，或者在某种程度上是未完成或不舒服的。我们称此为"问题情境"。

小组成员（包括探索者）合作进行工作时，先要确定漠视的领域。这是一个关于自我的、他人的，还是情境的？**提示**：在问题情境中的探索者，很有可能在这三个领域中的两个甚至三个表现出漠视。在这种情况下，每一个领域都有自己的漠视矩阵，每一个矩阵都需要单独完成练习的剩余步骤。

小组成员（包括探索者）现在合作探索关键性的漠视位于漠视矩阵的哪个格子里面?**关键技能**：时刻关注漠视的层次。你的任务是，在这个问题情境中，找到探索者所呈现的漠视的最高对角线。你们可以问探索者一些具有探索性的问题，在这一章中已经给出了一些示范（他也可以自己问自己）。**提示**：你可以选择从矩阵的左上角（T1）格子开始，一直往下工作；也可以从矩阵的右下角（T6）格子开始，一直往上工作。有一种有意思的方式是，部分小组成员从左上角开始，部分小组成员从右下角开始，看看它们在矩阵中的哪里相遇。

练习中的最后一步是，小组成员对探索者漠视的最高对角线进行面质。有一种变化的方式是，不同小组成员形成不一样风格的面质，就像本章之前说的一样。例如，一组对漠视的矛盾之处给出一些事实，另一组可以邀请探索者进入"成人自我状态"的讨论。

自我反思的空间

就第 3 章所指出的，沟通分析咨询师最主要的目的是面质脚本。但这并不意味着，在你和来访者交流的每一个可能时刻，都必须对脚本进行面质。沟通分析培训师兼作家斯希夫（以工作坊的方式呈现）进一步说：只有傻子才会尝试去面质每一次漠视。因此，对你来说操作性问题变成了"在何种情况下，我不需要面质来访者的脚本"。

在沟通分析的著作中，找不到一本法则性的书籍会说："在情况 x，要面质；在情况 y，不用面质"。因此每一个沟通分析咨询师都需要从他自己做决定的优先级出发，灵活地、随时应用地，来决定是否要对来访者表现出来的脚本进行面质。

在这个自我反思中，请你发展出自己决定法则的设置。列出你通常不会去面质的一些情境，仔细考虑你能想到的这些咨询情境的方面。例如，在不同来访者之间，你的决定会发生变化吗？在不同脚本事件之间，你的决定会发生变化吗？在咨访关系的什么阶段，或任何一个单独的疗程进行到什么程度，可能会有很多其他的这类特征你需要思考的？对于你所做的每一个决定法则，请继续思考："在这个情境下不面质，我的治疗目的是什么？"

拓展阅读

《投注的读者》（Schiff et al., 1975），沟通分析中"投注"的"圣经"，目前已经绝版了。如果你能找到它的二手书版本或者在图书馆里看到它，请通读这本书。

投注理论和实践（包括漠视矩阵的使用）的阐述可以在《今日 TA：人际沟通分析新论》的第五部分找到。这本书的第 25 章描写了面质心理游戏的若干种方式（Stewart and Joines, 2012：191-221，270-277）。

《沟通分析咨询的开展》（Stewart, 1966a：171-179）中的第 26 和 27 注意事项，对你和来访者保持融洽关系的同时如何来进行有效的脚本面质，给出了更多的建议。

再決定

10

从第 3 章和第 6 章中可知，人生脚本是基于人们在孩童时期做出的决定。成年后，当在脚本中时，他会重新采用这些婴儿时的策略，尽管目前这些策略对于他来说可能已变得痛苦或是自我设限。因此，当一个人在脚本中时，他的行为、思考和感受，就和他在孩童的某一时期所做的一样。也就是说，他正处于"儿童自我状态"。

如果成年人想要改变这些早期的决定，我们似乎有理由认为，让他在"儿童自我状态"下重新做决定是最有效的。这一假设为沟通分析的"再决定"概念提供了基础（Goulding and Goulding，1972，1976，1978，1979；Kadis，1985）。

罗伯特·古尔丁和玛丽·古尔丁（1985：10）将"再决定"定义为：处于"儿童自我状态"的病人通过重新决定，再"改装"早期儿童时代所做的决定。

罗伯特·古尔丁和玛丽·古尔丁是当代沟通分析中"再决定"的创始人。他们的方法结合了沟通分析的认知框架和从格式塔疗法中提取出来的情感技巧（Perls，1971，1976；Clarkson，1989）。

在本章的第一节，我概述了再决定工作理论依据。在第二节，我描述了再决定的过程和序列。我会建议使用一些技术，这些技术你可以在再决定这个过程中的任意阶段运用。

再决定理论

在"自我状态模式"下，我们可以清晰地区分"成人自我状态"和"儿童自我状态"下做的新决定。当我们说一个人在"成人自我状态"下做了一个新决定时，我们的意思很简单，他正在使用他的成人资源来实现他现在想要的一些改变。这种"此时此刻"的改变也可能满足了在意识之外持有的"儿童自我状态"的利益。然而，也有可能不是。从"儿童自我状态"的视角来看，一些看似明智的"成人自我状态"的改变，只会让事情变得更糟糕。

罗伯特·古尔丁（1985）以他自己的经历举了一个例子。他报告说，有一次，他做了一个单纯"成人自我状态"的决定：减少工作时间。他没有像期望的那样有解脱感："最后感到非常头痛。实际上，我内在的小孩在说：这些年来的努力工作让我一直得到安抚，现在我决定不那么拼命去工作了，我却很怀念那些安抚。"

在做一个"再决定"时，人们会直接考虑像这样的"儿童自我状态"动机。而不是仅仅以"成人自我状态"控制他自己的脚本行为模式，他在"儿童自我状态"上做一些改变，可以帮助他彻底放弃这些婴儿时期的策略。

再决定和扭曲系统

再决定的过程可以和扭曲系统的解释性框架联系起来（见第3章）。

你可以回忆，婴儿在做早期决定时被认为：不仅使用与年龄相适应的思考方式，同时根据他的感受来做决定。由于无法通过表达一种未经审查的感觉来满足自己的需求，他会以婴儿擅长的这种神奇的、结合具体事物的"解释方式"来解读他的失败。这个解释反复出现一段时间，便构成了他的脚本决定。婴儿随后压抑最初的感受。为了最大限度地满足自己的需求，他决定了一系列的行为和感受，以从他的看护人那里获得支持。带着它们进入成人生活，这些变成了人们的扭曲表现和扭曲感觉。婴儿的脚本决定，同样在无意识的情况下进入成年期，成为成年后的脚本信念。

再决定的一个主要特征是：处于"儿童自我状态"时他完全能意识到，现在有很多可以让自己的需求得到满足的方式，而这些方式在他早年做出脚本决定的时候并不存在。这种可能是因为成年人拥有他在儿童时期未曾拥有的资源。

当处于"儿童自我状态"的人意识到有新方法可以满足他的需求。他会放弃他婴儿时期所做过的旧的操控性策略。因此，他会觉得不再那么需要去进入扭曲系统和体验扭曲感受。取代这些扭曲感受，他可以让自己去体验和表达之前做了脚本决定之后被压抑的那些最初的、真实的感受。

当他尝试表述真实的感受，并以他成人的力量去满足他的需求时，他不必再重演他在儿童时期对"为什么照顾者没有满足他的这些需求"做出的解释。换句话说，他可以放下他的脚本信念。取而代之的是对自己、他人和世界的看法，这些看法都是基于此时此地的实际情境做出的。

再决定的预示

当一个人做出再决定时，他可能通过他思考、感受、行为方式的变化发出信号。他可能在以下一个或多个方面做出改变（cf.Ershine and Moursund，1988）。

- 他目前对于再决定方面的思考，会更多地基于当前的现实，更少通过扭曲来适应他的脚本信念。换句话说：他会花更多时间去思考解决方案，而不再把时间浪费在重新定义和漠视上。

- 他会花更多时间体验和表达真实的感受，来取代扭曲感受。

● 因为现在他已经觉得没必要去"证明"这些扭曲感受,他就会更少地进入扭曲系统。相反,他会更信赖可以直接满足他需求的行为方式,以适合他成年人的身份。

此外,再决定通常会伴随人们身体上的改变(Erskine,1980;Erskine and Moursund,1988)。这些可以明确定义的,当人们报告说从不舒适的状态得到缓解,比如一次赛跑之后的脉搏冲击、过度的出汗或者是肌肉疼痛。另外,再决定还会通过一系列身体上更细腻的改变体现出来。通常,这些改变其他人能够比他本人更明显感受到。比较典型的是,观察者会说,他看起来"更温柔""更温暖""看起来更放松"等等。这反映了一个事实,早期决定的形成部分伴随着身体模式(见第3章)。随着人们改变了决定,他们也可以缓解随之而来的肌肉紧张。

再决定的程度　再决定几乎不会以一次性的、全有或全无的模式来进行。这并不是说一个人从一个完全致力于脚本决定的位置开始,然后一下子改变到新决定。相反,再决定是一个程度问题,且经常需要花费时间。任何早期的决定都可能被完全或部分再决定。这个人可能会在咨询或治疗中,多次回顾某个特定领域的变化。每一次,他都可能会强化她在某个领域已经做出的再决定(Erskine,1973,Stewart and Joines,2012:290-292)。

此外，始终如一地坚持实践再决定得出的新行为，让许多来访者受益（Goulding and Goulding，1979：283-285；Pulleyblank and McCormick，1985）。同样，再决定的出现不是一次性的改变，而是人们在很长一段时间里参与的过程。

咨询师在再决定中的角色

在本章的后面部分，我会向你描述一些在咨询中可以使用的技术，方便你的来访者重新做决定。但是，值得一提的是，来访者可以用许多其他的方式来重新做决定，而并不一定不需要使用再决定技术。尽管你和来访者在一个纯粹的"成人自我状态"水平上做咨询，来访者做决定时可能还是会处于"儿童自我状态"。有时候，与咨询中公开讨论的内容相比，重新决定与你所提供的相一致的模型有更大的关系。

比如，假设来访者做了一个早期的决定"我不可能相信他人"。你和他可能会花费很长时间对何为"成人自我状态"进行讨论，也可能会花费很长时间分析扭曲系统是什么。在此基础上，他可能会忙于检测来自"成人自我状态"的新行为。然而，在他无意识的"儿童自我状态"，他对探测你同样兴趣浓厚。探测"你会像他婴儿时期所察觉到照顾者所为一样，抛弃他，或对他残酷地捉弄吗？"渐渐地，他培养起了"儿童自我状态"的信心，他相信你是真诚的，并和他在一起。这本身就是再决定的动机。

当你使用再决定技术时，你对来访者的改变过程有什么贡献？首先，你需要让来访者进入"儿童自我状态"。其次，当他还处于"儿童自我状态"时，你必须找到一些方法帮助他意识到他的当下，拥有成人的更多选择和资源。最后，你需要和他一起努力，帮助他将再决定的思考、感受和行为模式融入他日常的"成人自我状态"里。在本章的剩余部分，将谈到一些来实现这些目标的技术。

再决定技术

在本节开端，我会描述在治疗中，为再决定建立一个稳定基础必须完成的一些步骤。接下来，我将概述再决定工作的典型顺序。剩下的部分我将更加详细地描述这些顺序的每一步。

我引用和约翰咨询中的再决定工作片段，来一步一步展示再决定的顺序。

为再决定建立基础

在你和来访者开始再决定工作之前，你们通常已经完成了我在第5章到第8章描述的治疗顺序的所有步骤。尤其要提到的是，治疗中有两个步骤是再决定的重要前提条件：

- 来访者必须已经采取保护措施来面对三种悲剧性的脚本结果[1]（见第7章）。
- 你们必须已经为改变协商出一份清晰、明确的合约（见第8章）。

相比之下，如果没有完成这些必要条件，你仍继续向前，那么使用再决定技术无疑是没有效果的。更糟糕的是，它对于来访者来说很可能是有伤害的。提醒自己这样做的原因，你可以回顾在第3章和第7章中关于"悲剧性的脚本结果"的讨论。

普利布兰克和麦考密克（Pulleyblank，McCormick，1985）同样也强调在开始着手准备再决定的工作之前，你和来访者必须已经建立了一种个人关系。来访者对你足够了解，能够在"儿童自我状态"感受到你是安全和值得信任的。对于一些来访者来说，这个信任构建的阶段可能要比接下来的再决定工作花费更长的时间。

提供一个安全的环境　在再决定的过程中，重要的是让来访者感觉到安全，并且在公开表达感受时是安全的。这种情绪的释放可能是嘈杂的，也可能是暴力的。因此在你开始使用再决定技术

1　正如我在第7章所提到的，如果来访者在一个有限的时间内一致地关闭了逃生舱，那么只要这个时间没有耗尽，这个条件就满足了。当然，也存在一些例外。如果你在一个受保护的环境中工作（例如来访者仍然在该前提中），那么可以直接促进"儿童自我状态"重新决定如何生存。当这两个步骤都完成了，你和来访者就有了再决定的良好基础。事实上，它们本身就是一个强有力的鼓励氛围，让来访者自发地重新做出决定。

之前，你必须确保环境是安全并合适的。此处有一些要点需要核查：

- 要保证咨询室外面没有任何人听到，从而让来访者可以自由发出"噪声"。至少，任何能听到他声音的人都必须被告知正在发生的事情，并且来访者必须知道这一点。
- 应该有足够大的坐垫供客户敲打或踢。最好是让来访者坐在垫子上，而垫子又放在床垫上，如果来访者真的勃然大怒，要确保他不会有撞击坚硬的表面或易碎物品的危险。
- 如果你在某次咨询的中途考虑开始再决定工作，请注意时间。至少保证在此次咨询结束之前有20分钟，不然的话是不建议你开始再决定工作的。

再决定工作的典型顺序

我已经根据罗伯特·古尔丁和玛丽·古尔丁（1979）、麦克尼尔（McNeel，1976）和普利布兰克、麦考密克（1985）的著作以及我自己的研究（Stewart，1987，1996a），发展了"典型顺序"这个词。

我们从假定来访者已经关闭了所有的逃生舱，且你们已经协商达成了一份总治疗合约开始。接下来的步骤是：

1. 建立一份明确的定期合约。

2. 让来访者重新体验一个近期的场景，这个场景可以代表他来咨询的问题。当他描述场景时，记录他正在体验到的扭曲感受。倾听他对伴随的脚本信念的表达。

3. 接下来邀请来访者重新体验一个来自自己童年时期，并与他刚才所描述的近期场景相关的场景。检查来访者报告的扭曲感觉是否与最近的场景相同。正是这个扭曲感受，连接了近期场景和早年场景。同样，倾听来访者在回忆早年场景中的脚本决定。这些脚本决定是他们当前脚本信念对童年时期信念的回应。

4. 当来访者还处于"儿童自我状态"时，帮助他意识到，他目前已经获得生存下来和满足需求的全部成人资源。这一步通常会与下一步紧密衔接。

5. 邀请仍处于"儿童自我状态"的来访者，充分利用他现在的资源去做一个新的决定。观察且倾听——从扭曲感受到真实感受的改变，或对新决定进行口头确认，并确定一致性。你可能也会观察到，伴随着重新决定的过程，来访者的面部和身体轮廓变得"柔和"。

6. 邀请来访者回到"成人自我状态"。邀请他在当下，立即"锚定"他的再决定。这意味着邀请他参与一些行动，或意识到一些情感刺激，他可以在未来的一些场景中使用，以唤起他重新做决定的体验。

7. 进行一个"成人自我状态"的简短总结。这里，你和来访者讨论他"成人自我状态"对刚做的新决定的理解。在这个阶段，回顾最初咨询合约并核实来访者完成到哪个程度，通常会对咨询工作有一些帮助。

8. 最后，和来访者重新商议一份关于新行为的清晰合约，以便来访者实践新决定。

步骤1：建立定期合约

我曾谈到一些方法，帮助你邀请来访者制订一份明确的定期合约（见第8章）。你可以询问来访者想要收获一个什么样的结果，而不是回顾存在的问题。比如："在本次咨询结束时，你想收获什么？"

当来访者回答时，特别要注意听罗伯特·古尔丁和玛丽·古尔丁所称的"第一个骗局"（Goulding and Goulding，1979：90）。你可能会听到比如"继续""尝试"的重新定义，也要注意非言语信息与言语上的不一致。所有这些都是来访者还处在"儿童自我状态"，他可能会召集隐蔽的防御来对抗威胁他脚本信念的信号。

对任何这样开放的"骗局"进行面质是至关重要的。再决定的咨询通常是激动人心的、让人兴奋的。因此，即使你还没有从来访者那里清楚听到他想要做的改变是什么，你也可能会迫不及待地向前推进咨询并且"进入工作"。请不要这样做。在来访者已经明确说出他想在咨询中获得什么（没有重新定义）之前，请不要继续使用再决定技术。以我的经验来看，若再决定工作以"一无所获"结束，这几乎都是因为初始的定期合约不明确，或是因为咨询师没有面质"第一个骗局"。

一如既往，合约声明需要积极并可观察。关键问题是：你和来访者将如何看到和听到他已经完成了此次咨询的定期目标？和来访者一起待在这个开始阶段，直到你和他找到这个问题的答案。

有时候最后结果可能是：在你开始序列的任何阶段，你的50分钟已经耗尽了。只要你把这50分钟花在"成人自我状态"的讨论和适当的面质上，这个结果就很好了。对于本次咨询的来访者来说，明确提出一个改变的清晰目标可能是治疗的重点。

在咨询中追踪脚本的改变　通常，在再决定工作期间，来访者在咨询的中途完成了初始定期合约。从他工作内容的角度来看，你可能会意识到他将会立即做出一个有助于自己脱离脚本的动作。根据合约方法常用的原则，暗示着在这个点上，你需要和他再协商一份新的定期合约。

但在再决定的工作中，呈现出一个特别的问题。在来访者完成初始的合约时，他很可能处于"儿童自我状态"。如果你开放地讨论一个新的定期合约，你必须让来访者从"儿童自我状态"中出来，进入"成人自我状态"。你和来访者都可能会体验到这是一个不和谐的中断，打断了来访者在"儿童自我状态"的工作流程。然而，如果你不邀请来访者签订一份新合约，你会冒着让来访者"仓促行事"的风险。你会如何解决这个难题？

一个有效的策略就是在咨询的开始阶段提出这种可能性的存在。你可以在你们达成定期合约后提出，但一定要在邀请来访者进入"儿童自我状态"之前提出。你可以对来访者说："在咨询期间，我可能建议你说或做一些特别的事情。如果碰巧在那一刻，你不愿意去说或者做我建议的事情，请你忽视我。这样对于你来说可以吗？"如果来访者说可以的话，核实他的言行是否一致。

如果来访者进行再决定的工作延续了一段时间，你可以提出一个"总的"要求，涵盖了来访者所有的再决定咨询。这是我在和约翰工作时所做的。注意，关键的问题是来访者愿意做什么。这和他想要做的可能一样，也可能不一样。

为未知的改变制订合约　有时候，在来访者进行工作之前，你并不确定造成当前不舒适的根源是什么样的脚本决定。你可以预期，当来访者重新回到一些早期场景，或与想象中的一些家长类人物"交谈"时，这些脚本决定可能会出现。但是若来访者并不知道这个脚本决定是什么，他又怎么能通过合约来改变这个决定呢？

有一种交流方式可以解决这种可能出现的情况。首先，你询问来访者是否愿意进行再决定工作的典型程序中的一种。比如：

"你愿意回到你的想象中去重新体验你孩童时的一个场景吗？这个场景和你刚才向我描述的痛苦场景有一定程度的相关性。"

或者：

"你会把你妈妈放在另一个想象的垫子上，并向她表述你对于她不想你存活的感受吗？"

其次，和往常一样，检查"是"的回答是否具有一致性。如果是的话，继续询问一个"如果"的问题：

"如果，在这个过程中，你意识到你童年时做的一个决定现在限制你或让你感到痛苦，你愿意考虑利用你成年人全部的资源来改变这个决定，做出一个新决定吗？"

这里再次强调，对于来访者来说，在开始再决定工作之前，采取保护措施来避免悲剧性的脚本结果是多么重要。如果在这种保护措施没有考虑到位的情况下，接受了一份改变早期决定的总合约，对于来访者来说是有伤害的。

步骤2：重新体验一个
近期的场景

第二步并不适用于所有的再决定工作。当你和来访者已经就一些明确的脚本改变达成了战略合作意向时，你会直接从制订定期合约（第一步）直接进入再决定过程，比如空椅子疗法（参见第三步）。

然而，来访者通常是以陈述自己模糊的、对改变的渴望，或者笼统叙述自己来咨询的问题，来开始一次咨询。在这些情境下，邀请他重新体验近期生活中的一个特定场景是很有帮助的，这个场景可以作为问题的例证或改变的感知需求。需要注意的是，你要邀请来访者重新体验场景，而不仅仅是"谈论"它。

罗伯特·古尔丁和玛丽·古尔丁（1979：185-202）建议采取一系列简短的干预措施来达到这一目的。假设来访者以一个一般性问题的陈述或措辞模糊的改变愿望作为开场白。这时，你就可以询问他："你可以给我一个与此有关的近期例子吗？"

当来访者开始描述近期的场景时，你可以说："现在，如果你愿意，就待在这个场景里。你愿意用现在时态来描述吗？就好像这个场景现在正在发生。"

说了几句话之后，来访者可能会重新使用过去时态。如果是这样的话，你只需简单地邀请他重新用现在时态来描述场景，在描述的时候想象自己处于描述的情景中。

如果近期的场景需要和另一个人有互动，你可以邀请来访者在想象中，将另一个人放置在一把空的椅子上，并重新进行交谈。邀请他轮流扮演自己和另一个人的角色，当他从一个身份切换到另一个身份时，也要换椅子。

随着来访者重新体验近期的场景，即使他正在体验的场景来源于他的成人生活，他也可能已经转换到"儿童自我状态"。你可能会听到他表达相同的扭曲感受，说出相同的脚本信念，就像他在近期的场景中所做的那样。你可以提问："因此，在所有这些结束之后，你感觉如何？你是怎样评价你自己、其他人，以及日常生活的？"以此来促进这个过程。如同往常一样，你先等他回答，再继续下一个问题。

在制订合约中使用近期场景　如果来访者已经开始说出一个模糊的改变愿望，你可能会发现颠倒序列中的步骤1和步骤2是有效果的。在咨询中，使用来访者在当前场景中的体验，来帮助你们在咨询中建立一份清晰的改变合约。你可以使用我前面已经描述的方式，邀请来访者返回到当前的场景。接着你可以询问：

> "所以在这个场景中，你需要做哪些不一样的事情，以得到一个满意的结果？"

你可以邀请来访者"待在"场景中，并建立一个详细的可视化的描述，关于他和其他人是如何看到和听到他表现出的新的行为方式。目前，来访者已经对行为改变有了一个明确定义的目标。接下来，在再决定咨询将要结束的时候，你可以再回到这个目标上，询问来访者在现实里他是否愿意继续，并执行他刚才想象的行动。

"没有人能改变任何人" 关注你的来访者，邀请他来可视化一下，看看他为了达到想要的结果可以有什么不同的表现。请不要邀请他去想象一个其他人的行为与他们的实际行为不同的场景。这个法则对于再决定工作的所有阶段都是至关重要的。罗伯特·古尔丁和玛丽·古尔丁（1979：206）将它总结在指导格言中：

> "没有人能改变任何人，除非他自己改变。"

约翰：步骤1和步骤2

我使用第 15 次咨询的片段来说明。约翰和我对他想实现的所有改变已经达成一致。他想要改掉对女友习惯性的暴力模式。他想找到敞开心扉表达自己感受的方式，以及直接询问自己想要的东西的方式，取代这种暴力模式。

我邀请他回忆一个近期对女友咄咄逼人的情景。他说出了几周前发生的一个场景，当时他感觉很糟糕，因为海伦似乎没有关注他。他没有要求从她那里得到他想要的东西，相反，他对她大发雷霆。她的回应是远离他。最终，他对她大吼大叫，冲出了家门。

我邀请他想象将海伦放在另外一个垫子上，然后重新开始他们的互动，轮流扮演两个角色。约翰同意了。这就是我们开场的定期合约。

当他和"海伦"交谈时，他对她说道："我不想和你一直这样争吵。但是我发现自己又做了一次。我不知道可以做什么来改善"。

他不想这样做，但是又做了一次。我收集这个冲突点，将它作为序列中步骤3的关键。

步骤3：重新体验相关的早期场景

在步骤3中，你有一个微妙的任务。你需要邀请来访者"回到"他的孩童时代，重新体验一个曾让他感觉痛苦的情景。如果这种体验是治疗性的，那么他必须保持对当下现实的意识。用"自我状态"的术语来说，即使在他进入"儿童自我状态"的脚本记忆时，他也需要保持一些能量在他的"成年自我状态"功能上。

为什么这一点是必要的呢？因为再决定的主要特征是：来访者在重新体验一个过去场景时，他正和现有资源保持联系。为了获取这些现有资源，他需要保持对现在的意识。

如果来访者完全转变到"儿童自我状态"，暂时性地放弃所有成年人的功能，那他仅仅是再次体验记忆中的痛苦。因为如果他不引入新的资源，场景的结果将会和来访者在童年时期一样。这个结果将会是反治疗性的：未改变的场景只会强化他脑海中的记忆。

为了实现步骤3中的治疗性目标，沟通分析师已经设计了很多种技术。我将描述两种被广泛使用的技术：

- 早期场景工作。
- 空椅子疗法。

早期场景工作 顾名思义，早期场景工作意味着邀请来访者重新体验童年时期的一个场景。这个场景在一定程度上与来访者近期生活中报告的痛苦情景相似。

请注意，即使对早期场景工作，你和来访者实际上也不是"在过去中工作"。因为你们不可能在过去中工作。你正在做的就是帮助来访者体验他现在对过去的记忆。过去的场景本身已经无法改变。但来访者可以利用他成年后的资源和选择，来改变他对那个场景的体验。这反过来帮助他改变了对目前类似情况的反应。

为了启动对早期场景的工作，一种方法就是简单地询问来访者："这一切是否让你想起了童年的某个场景？"如果他确实想起了某个场景，可以直接邀请他继续"待在那个场景中"，并用现在时态来交流，就像近期发生时你做的那样。

另一个方法是从当前的场景中追忆，通过进一步回溯深入来访者的过去。所有这些场景间的相关联因素就是来访者所体验到的扭曲感受。因此，如果来访者在步骤2中描述了对当前场景的体验，你可能会询问："在所有这些结束时，你体验到……（说出扭曲感受）。你可以回忆大约一年前的某个时间，并回忆一个场景，在那个场景中，你有类似的感受吗？"

如果来访者回忆起这样一个场景，要求来访者简单地描述它，并和平时一样使用现在时态。一旦他已经这样做了，要求他现在先将那个场景放在一边。重复你的第一个问题，但是这一次要求另一个场景，比如，回忆到5年前，在那个场景里他感觉到相同的扭曲感受。

以这种方式追踪到更早期的场景。通常，来访者能够将其与童年时期的场景联系起来。直到他说不能回忆起更早的场景了。当他这样做的时候，继续用他能回忆起的最早的场景来工作。

大部分的沟通分析师都认为，所回忆起的早期场景可能会以"屏幕记忆"的方式来呈现。也就是说，很可能你处理的是来访者童年中期或晚期，而不是婴儿时期的场景。事实上，这个场景可能不是来访者做出有问题的脚本决定的场景。更有可能是对他童年早期开始做出的脚本决定产生强化的场景。然而，经验表明，作为一种改变脚本决定的方法，对"屏幕记忆"进行工作是有效的。

有时，来访者可能已经将童年的所有或者大部分记忆清空。他可能会说他已经回忆不起来任何更早期的场景，比如说，早于青少年时期的。在这样的情况下，你可以邀请他简单补修早期场景，即如果他能够回忆起的话，他应该记得的场景。然后继续对这些想象的场景开展工作。

空椅子疗法　在步骤2当你处理近期的场景时，你可能已经邀请来访者自己坐在一张椅子上，然后和一个想象中的、坐在另一张椅子上的人交谈。如果是这样的话，你已经开始了空椅子疗法。现在，你可以选择以下方式转到步骤3上。

1. 你可以简单地询问来访者，这个交换是否让他想起关于童年的任何事情（比如：一段与他母亲或者父亲的对话）。如果他说是的，邀请他将这个来自童年的人物放到另外的椅子上并和他（或她）进行交谈。

2. 或者，邀请来访者"脱下面具"。当来访者继续和坐在另一个椅子上的人交谈时，注意听他进入扭曲感受的转换点。在那个点上，可以对来访者说："现在看一下（说出另一个人的名字）。当你这样做时，你意识到你正在看的那个人是戴着面具的、……（他提供的名字）的脸。如果你愿意，现在伸出手，摘下他的面具（等待来访者这样做）。现在，在面具后面，你看到了谁的脸?"看到的那张脸，通常会是父母般人物中的一个。有时候，来访者会看到他自己的脸。他也可能会看到象征性人物的面孔。我们要处理的是他最先看到的脸。

3. 如果你还没有在步骤2中启动空椅子疗法，你可以在步骤3中这样做。倾听来访者在近期的场景中表达的任何冲突。

比如说:

- "我很厌倦过度工作，但是我似乎无法停止。"
- "我想要和丈夫坦诚表达我的感受，但不知怎么的，我就是找不到合适的词语。"
- "还是老样子。我节食了一段时间，体重也确实减轻了，然后大吃大喝之后，一切恢复原样"。

邀请来访者将冲突的双方分开在两张椅子。然后，请他轮流站在每一边，使用"我"来代表自己说话。在上面的第一个例子中，你可以请他坐在一张椅子上，"成为""厌倦过度工作"那个自己。在第二张椅子上，"成为""尽管如此，还是继续工作"的那个自己。

4. 有时候，尤其是来访者熟悉再决定工作时，她可能已经知道，她想要和坐在另一椅子上的一位具体的父（母）亲或是父母般的人物交谈。在那种情况下，你的反应通常是接受这个合约，并邀请她继续进行双椅对话（前提是对于你来说，这是一种促进来访者脚本改变的方式）。

僵局　无论是早期场景工作还是空椅子疗法，在这一点上来访者已经进入了一个双边交换的想象中。一边最初被经历为"自我"，另一边则为"他者"。

在早期场景的工作中，"自我"是儿童时期的来访者。"他者"通常是父母或者其他在童年时被认为有权利的人物。在双椅对话中，"自我"和"他者"是冲突的两个对立方。一般来说，随着谈话的进行，"自我"将会呈现"儿童自我状态"，而"他者"则呈现"父母自我状态"。

更加常见的是，"自我"以一种在交换中较低姿态的位置开始。"他者"将会被体验为较高姿态的位置。"自我"将会是有需要的、丧失的、被压制的、被剥夺的、任性的，等等。"他者"可能是专横的、残酷的、令人窒息的、暴虐的或无情的（McNeel，1976）。

在这种情况下，来访者经常会感到陷入"自我"和"他者"之间的冲突中。这个"困惑点"被认为是一个僵局（Goulding and Goulding，1979：44-49；cf. Perls，1971，1976）。在当前的沟通分析理论中，每一个僵局都被建模为来访者自我状态中结构中"父母"部分和"儿童"部分之间的内部冲突（Mellor，

1980a）。在来访者的内部对话中，"父母自我状态"重复一个脚本信息（回顾第6章），例如，"不要做你自己"。"儿童自我状态"会自发地想要改变，例如，"我想做我自己"。内部冲突中的每一方都以同等的力量推动，结果是来访者消耗了大量的精力，但仍停留在脚本中。

在双椅子的咨询工作中，很明显，僵局会导致冲突，因为双方在对话中卷入了争论，或者因为一方提出要求，另一方拒绝履行。当一个僵局出现在早期场景工作中，有时候冲突的部分不是立马显现，但总是存在的：孩子在早期的场景想做或说点什么，但是却不能那样做。因为她认为这样做会遭遇一些强大（父母）人物的负面反应、负面回应，如愤怒、身体上的伤害、被嘲笑、被遗弃。

僵局被分为第1类、第2类、第3类[1]。这三种类型与童年时的三个不同发展阶段相关，在这几种阶段中也会形成相关的脚本决定；内部冲突的问题是指在那个发展阶段的孩子通常都会出现的问题。每一种类型的僵局都与脚本的某一特定组成部分有关，也

1　　在1980之前的著作中，包括《改变生活》，罗伯特·古尔丁使用了术语"第一、第二、第三等级的僵局"而不是使用"第1类，第2类，第3类"。从"等级"改变到"类"是罗伯特于1981年在他的一篇文章中提出的。他的理论依据是在沟通分析的传统语言中，这三个"等级"暗示着伤害的程度，比如，应用到游戏或脚本中。相比之下，罗伯特说，这三类僵局都是和它们产生的发展阶段相区分的。例如，没有迹象表明第3类僵局对人来说比第1类僵局更糟（Goulding，1981）。

取决于在这个发展阶段中孩子的脚本决定（在这一点上，参考第6章对人生脚本的描述你会发现比较有用，尤其是应该脚本和脚本本体的区别）。总而言之：

- 第1类僵局源于童年后期所做的脚本决定的冲突，此时孩子有连贯的语言能力。因此，在第1类僵局中出现的问题与应该脚本有关。这里的冲突是关于孩子应该或不应该做什么，什么样的行为被视为社会接受或不可接受的。

- 在第2类僵局中，有问题的脚本决定是在童年早期所做的，那时候孩子的语言能力有限。因此，我们指的是那些构成脚本本体的决定。这里的冲突内容通常是在前面第6章中提及的罗伯特·古尔丁和玛丽·古尔丁所说的12个脚本主题（Goulding and Goulding, 1976），比如，孩子是活下去还是死去？是做他自己还是别人？重要还是不重要？

- 第3类僵局，出现在婴儿时期，甚至处于一个早于脚本本体的发展阶段[1]。这时的婴儿几乎没有掌握任何语言能力。在冲突中出现的这个问题也反映了每个婴儿必须面对的发展性斗争，比如，放弃对被吞没，毁灭对被毁灭，有价值对一文不值，完全信任对彻底怀疑（Cornell and Landaiche,

---

[1]　艾瑞克·伯恩只是简单地提及了这个早期阶段的脚本的形成，将它称为协议（Berne, 1961:118）。自伯恩时代以来，沟通分析已经从对象相关理论中学到了很多关于早期发展任务的重要性。如果你愿意更深入地了解这个课题的话，他的著作中给出的参考点会给你提供一个很好的出发点。

2006；Erikson，1950； Gobes，1985；Haykin， 1980； Klein，
1987）。

识别三种类型的僵局　你能使用什么样的实际线索区分这三类
僵局？这里有一些指导：

- **第1类僵局**　在第1类僵局中，父母会给出脚本信息来回应
  孩子所做的应该脚本。因此，在对话中"父母自我状态"这
  一边，你通常会听到类似于这样的一些口号：
  ○ "男儿有泪不轻弹。"
  ○ "自作自受。"
  ○ "锐意进取，只求最好。"
  ○ "初试不成功，努力勿懈怠。"
  处于"儿童自我状态"的"自我"，要么是被这些命令压抑得闷
  闷不乐，要么是对它们进行暴躁的反抗。

- **第2类僵局**　幻想中的"父母自我状态"会表达更严厉、更严
  格的脚本信息，这些信息会在她做脚本本体决定的童年早
  期感受到。你可能听到：
  ○ "我宁愿从来没生过你！"
  ○ "看到你这样，我真想杀了你。"
  ○ "闭嘴，不要自作聪明。"

"自我"很可能会显示出比第1类僵局更早期的儿童发展阶段的行为线索。这时,孩子可能会感觉自己不受欢迎、被逼得走投无路、被激怒或绝望,而不是第1类僵局中被命令和服从的感受。

● **第3类僵局**　在对第3类僵局工作的时候,尤其是当形成这个决定时孩子还不会说话时,所以刚开始很难区分冲突的哪一方代表父亲,哪一方代表孩子。这里"他者"通常代表来访者自己否认的那些人格的方面,或是他感受到威胁的方面。"他者"通常是以象征性的方式被描绘出来,源于婴儿魔幻的思维。"自我"最终可能会在想象中与魔鬼交谈,与凶猛的狼交谈,与悲伤的潮湿灰云交谈,或与他一直感到的背部疼痛交谈。尽管这些象征性事物具有明显的威胁性或致死性,但它们对于来访者来说,通常都有着积极的意义(Mellor,1980a;Stewart,1996a:190-191,200-204)。这种积极的意义包含一些类型的控制,比如,背部疼痛的积极意义在于提醒来访者停止过度工作。在僵局理论中,"他者"的实体被塑造成"父母自我状态",而"自我"则被塑造成"儿童自我状态"。

无论来访者表现出哪种自我状态的冲突,你目前的工作是帮助他解决问题。通过联系现有的资源,并使用它们,可以帮助来访者实现这个目标。

僵局解决的过程总结如下：

- 首先，不依赖内在父母，来访者靠自己的能力来生存。
- 在"儿童自我状态"下，他意识到现在他不需要"让父母待在身边"，然后，他会从父母强加给自己的一些约束中解脱出来。
- 在这个过程的任何时候，来访者都可能会感受到情绪的释放，因为他放下了扭曲情绪，遇到了隐藏在扭曲情绪背后的真实情绪。
- 最终，来访者与内在父母达成了和解。

这些阶段不一定要在一次咨询中全部解决。在下一节中，我将会整理说明多种实用技巧，你可以使用这些技巧帮助来访者打破僵局，进入到再决定工作（关于行动中的再决策技术的扩展文本：Goulding and Goulding, 1979, Joines and Stewart, 2002）。

第3类僵局的打破，如预期一样通过直观方式体现出来：身体上有大量的释放（击打垫子、尖叫。呕吐），同时极少或没有语言的使用。当第3类僵局被打破时，来访者所体验到的效果通常是身体上的而非认知上的：他可能体验到释放或者放松，通常还想去睡觉。然而，还有另一种完全不同的第3类僵局的解决方式，听起来很不同，但对来访者同样有效。在这里，僵局的冲突双方开始谈判，用一种可能看起来像"成人自我状态"的方式交谈。可能没有明显的情绪释放。直到双方协商达成了一个明确的行为妥协，让双方都满足各自的需求。

当来访者解决了第1类僵局，要警惕他可能会马上或不久后遇到第2类、第3类僵局（Goulding，1977）。如果他一直使用应该脚本信念去防御一个来自脚本本体的信念，很可能会出现这个情况（见第6章，脚本的动态变化这一节）。因为随着来访者解决了第1类僵局，他会放弃应该脚本的信念。这样一来，他就会发现了来自脚本本体的信念，于是就这样进入了第2类或第3类僵局。

约翰：步骤3

约翰在重诉他近期的场景时，表述出一个冲突。因此，我问他是否会将他一直和海伦争吵的那一部分放在一个垫子上，我请他把想要停止咄咄逼人、敞开心扉表达自己需求的那部分放在另一个垫子上。他这样做了，并在两方之间展开一个对话。

这时我还不能确定，什么样的脚本信念可能是约翰问题的根源。因此，我问他，是否愿意签订一份"未知改变的合约"（见前文）。他同意，如果他意识到童年的任何决定现在对他来说是自我限制或痛苦的，他会改变它，做出新的决定。这就是我们现在的定期合约。

约翰将他的"争吵部分"视为"他者"。没有我的任何提示和干涉，他很快就认出了"吵架的部分"是他那威吓、暴力的父亲。他将"父亲"放在另一个垫子上，继续对话。

接着，他进入了对话过程，这是一个典型的再决定阶段（McNeel，1976）。作为"他自己"，约翰处于"儿童自我状态"。他要求他的"父亲"不要管他，走开，让他做自己的事情。但他提出这些要求，是站在一个无效的、下位的立场上。当约翰这样做的时候，他在咨询中重新体验了暴躁的扭曲情绪，和他近期与女友的关系中所表现的一样。与此同时，"父亲"在处于上风的父母权威中，嘲笑约翰。整个对话以"被困"的方式重演了约翰在童年与父亲的关系。现在虽已长大成人，他仍然以同样的方式与"父亲"在他的脑海中纠缠。

在这个阶段中，我依然不清楚哪个类型的僵局是问题的关键。我的猜测是当前的对话指向第1类僵局，但在它之下可能是第2类僵局。

步骤4：引入当前的资源

在步骤4中，两个主要的原则适用于：

- 在对话中,来访者需要引入他目前拥有的资源,而不是借助你的资源。
- 他需要停留在"儿童自我状态",但同时必须保持"成人自我状态"的意识。

邀请来访者发掘自己的资源　当你很深入地参与再决定工作时,如果来访者似乎处于再决定工作的边缘,但是却没有完成它时,你通常有"帮助来访者"的欲望。

在和约翰的工作中,他达到了这样一个点上。他在幻想中和盛气凌人的"父亲"交谈:

> 约翰:(暴躁地)别再烦我了,爸爸! 你就不能别烦我吗?

对我来说,诱惑是想要做一些类似这样的事情。

> 咨询师:(错误地)好的,马上把他甩掉!(给来访者一个垫子)将他推向角落! 加油,现在将他从你背上弄下来。(来访者将垫子扔掉)干得漂亮!

在这个虚构的例子中,咨询师会引领来访者做出新的回应。这类干涉在咨询室里产生戏剧性的效果。咨询师和来访者可能都感觉来访者做了一个真正的改变。

从某种意义上说，这种改变是真实的。来访者对内在的"父亲"的压迫做出了新的回应。然而，这种变化的动力主要来自咨询师，而不是来自来访者本身。当他摆脱了对父亲的顺应后，转而顺应咨询师。因此，他只有待在咨询师身边，才可能维持这种改变。他可能会在一段时间内做到这一点，要么是在现实中，要么是通过将咨询师内化为父母的替代品。但如果他离开了咨询师，他很可能也不再有这种改变。

当你决定在工作中"引领"来访者时，这种方式就会增加他顺应你的风险。为了避免这种情况，你可以采取以下两个实践方针：

1. 在再决定工作中，跟随来访者一会儿，而不是"引领"他。
2. 对来访者的"火星人"保持敏锐度。注意那些表明他可能正在顺应你或反抗你的非语言线索。

假设你随着来访者的节奏进行，而你和他在某一个点上"被卡住"了。如果他选择这样做来解决事情，那是来访者的事，而不是你的事。那么在这一点，你可以做点什么呢？这两件事里你可以选择一件或两件事来做：

● 让他充分意识到自己的困境。
● 让他意识到他目前所拥有资源的现实。

下面是一些你可以用于这些目的的干预措施。

使用"强化" "强化"是一种干预，让来访者提高对困境状态的意识（McNeel，1976）。在我和约翰的工作中，我是这样使用"强化"的：

约翰：(暴躁地)别烦我，爸爸！你就不能别烦我吗？

咨询师：(拿着一个沉重的垫子，将它放置在来访者的肩膀上)好的，他现在在你的背上，感受他的重量。

约翰：(微弱的声音)是的，你很重，爸爸。我真的、真的受够了你压在我身上。

咨询师：所以请感受你有多累。继续向前然后真的趴下去。现在尝试和你爸爸说："爸爸，我非常虚弱和无助。我永远不可能摆脱你对我的纠缠。"

像这样的强化，你在要求来访者升级他通常的脚本回应。希望他在旧的模式中变得非常不舒服，让他自发地从中跳出来。约翰和我以这种方式继续我们的交流：

约翰：(对"父亲")爸爸，我非常虚弱和无助。没有办法……该死的，这太荒唐了！(突然笑起来。把垫子从他背上拉下

来,放在他面前的地板上。挺直身子)

咨询师:你似乎将他放下了,你在笑什么?

约翰:好的,我坐在那里,奄拉着。我所要做的就是伸出手把他提起来。

咨询师:所以尝试对爸爸说:"爸爸,我现在足够强大以让你离开我。"

约翰:(对爸爸大声说)爸爸,我现在足够强大到让你离开我。

咨询师:真的吗?(当你已经促使来访者说一些事后,用这个询问来核实一致性是有用的)

约翰:是的,真的。

另一个经常有效强化的方法是"你要等多久"策略。当一个人处于脚本时, 他总是在等着别人改变过去 (Goulding and Goulding, 1979:206—211)。"儿童自我状态"的神奇信念是,如果一个人足够伤心、怨恨,或者是无助,那么过去的另一个人最终会改变,变成来访者童年时期所希望的样子。强化者可以利用这一点。这里有另一个叫玛格丽的来访者的例子:

玛格丽:(对妈妈说)妈妈,在我和弟弟小时候,你对待我们的方式,让我感到很痛苦。

咨询师:"我会一直觉得痛苦直到……"

玛格丽:我觉得我一直会因为你感到痛苦。

咨询师：那么告诉她："妈妈，我的余生都会对你心怀怨恨。"

玛格丽：是的，我想我会为你所做的事怨恨你一辈子。(她仍然处于她的扭曲感受中，因此咨询师要升级问题)。

咨询师：那么对她说："妈妈，即使你死了，在我的余生里，我也会一直对你心怀怨恨。"

玛格丽：(停顿了，屏住呼吸)

咨询师：深呼吸。

玛格丽：(吸了口气，然后开始哭泣)

咨询师：(停)那么，当你准备好了，告诉我你现在想对妈妈说什么？

玛格丽：(仍在哭着)是的，你已经死了。在你还活着的时候，你从来没有表现出爱我。我为我们失去了机会感到很难过。

来访者已经从扭曲的痛苦情绪进入了真实的悲伤情绪。同时，她已经放弃她一直在等待的心理游戏。咨询师可能会继续邀请她意识到她现在具备向别人索求爱的能力，就像她一直等待从母亲那里得到的一样。

不能保证每一次强化都能有效果。有时候，就算你使用了能想起的每一个强化的方法，来访者还是会停留在扭曲感受中。在这样的情况下，你最好的选择可能是停止再决定序列并且邀请他回到"成人自我状态"。你可以把咨询记录交给他，让他意识到他选择停留在旧策略上。你也可以回顾他保持停滞的"儿童自我状态"的动机可能是什么。

邀请发掘资源的意识　当来访者还停留在"儿童自我状态"时，你的目标是让他意识到他当下可利用的资源。要清楚知道，当来访者处于"儿童自我状态"时，你这样来打断他"暂停几分钟，想一下当你还是孩子时与现在成人后有何不同"是不太合适的。相反，当来访者再次体验过去场景时，你必须找到一些方式让他意识到他现在拥有的选择。有一种方法就是让他"停留在他想象的那个年龄"，同时给他来自成年后的一些知识、体验等。在早期场景工作里，经典的干预方式如下：

> **咨询师**：大卫，妈妈和爸爸在打架时，你感到非常无措和害怕。现在，你就保持在六岁时候大卫的状态，当爸妈打架的时候看着他们。这个时候，你用成年大卫的理解力和成年大卫对人的认知来看他们打架。(停顿)现在的你，脑海中会对自己说些不一样的话吗？

你也可以邀请来访者以某种方式意识到成年后的体型和力量。在脚本中，他很可能一直把自己想象成一个孩子的大小。

在与约翰的咨询进行了几分钟后，我使用了这种方法。在将"爸爸"放在他面前的地板上几分钟后，他突然变得很极度惊慌。我提醒他告诉"爸爸"自己的感受：

> 约翰：(颤抖的声音)爸爸,我不能说你错了,我害怕你会打我,
> 　　　担心你会伤害我。
>
> 咨询师：把他仍然放在垫子上。你愿意站起来吗?(约翰那样
> 　　　做了)现在,往下看着他,你能告诉我他的头部到你哪
> 　　　里呢? 用你的手指给我看。(约翰指了指腰的高度)那
> 　　　么当你站起来低头看着他的时候,你有什么不同的话
> 　　　要对他说吗?
>
> 约翰：(停顿)爸爸,我比你高。(静静地)现在你伤害不了我了。
>
> 咨询师：对他再说一次。
>
> 约翰：(更坚强的声音)爸爸,你现在不能伤害我了,你真的不
> 　　　能了。

步骤5：陈述再决定

当来访者准备好了，不管她要做什么新决定，你都应该邀请她做一个明确积极的声明。当她这样做的时候，她需要待在"儿童自我状态"。

通常这步会紧接着步骤4。在和约翰的工作中，步骤5是这样的：

> 咨询师：所以你使用了自己的力量,摆脱了爸爸的纠缠。你做

得很对,现在他再也不能伤害你了。那么,如果你现在还有什么想对爸爸说的,请继续说出来。

约翰:(对爸爸说)爸爸,我被你纠缠得太久了,但并不意味着我必须像你一样。

咨询师:尝试对他这样说:"爸爸,我会和你不同的"(邀请来访者从悲观的措辞转化到乐观的措辞,语义却没有改变。)

约翰:爸爸,我会和你有所不同,是的,我会的。

咨询师:真的吗?

约翰:是的,真的。

咨询师:那么你能告诉他你会如何和他不同吗?

约翰:(对爸爸说)爸爸,当你想从别人那里得到什么时,你获取的唯一方式就是吼他们,或者打他们,或者变得讨厌。这也不是你的错,你只是不知道还有其他的沟通方式。

咨询师:如果你知道其他沟通方式,可以告诉他。

约翰:是的,我可以请求人们满足我的需求。

咨询师:试着对爸爸说:"爸爸,我将会请求人们满足我的需求。"(探索来访者从"可以"到"将会"的意愿)

约翰:(坚定的声音)爸爸,当我得到某样东西时,我将会请求人们满足我的需求。我再也不需要靠和人们吵架来达到目的。

咨询师:给你自己一些时间,来发现你所说的,对自己来说是否是对的。(停顿)是对的吗?

约翰:是的,是对的。

咨询师:你感觉怎样?

约翰:松了一口气!(微笑和放松的姿态)

咨询师:我并不惊讶你如释重负。做得真棒。

当心"最后的骗局" 在制订定期合约时,你要注意并面质任何"第一个骗局"。现在,在咨询顺序的最后阶段,你需要对"最后的骗局"(Gouldings,研讨会演讲)同样保持警惕。在"儿童自我状态"中,来访者可能既欢迎自己的新决定,又害怕承担它带来的后果。在意识之外,他可能会试图从正在执行的新决定中摆脱出来,来处理他的恐惧。

可能的线索与"第一个骗局"是一样的。在这个阶段,非语言方式显露的线索非常普遍。当你和来访者进展比较顺利沉浸在再决定的过程中,特别容易忽略一些可能暗示即将接受的信号。因此此时你需要更加警惕。和往常一样,核实来访者发表声明时是否一致。如果你观察到有任何表明他可能在漠视或重新定义的迹象,需要马上面质。

结束"儿童自我状态"的工作 对"儿童自我状态"进行工作时,对来访者来说需要花费较多的精力。因此,每一次处理"儿童自我状态"的咨询持续相对短的时间，这点很重要。根据经验法则，每一次不超过20分钟。如果来访者在此之前做出明确的重新决定，就要结束早一点。想要来访者的改变"更多一点点"，你可能会忍不住留在工作中。这样做是不明智的。相反，你可以邀请来访者结束并祝贺他已经做出的改变。如果你们都想要再多做一些的话，你们可以找另外一天，继续回来工作。但如果你们一直停留在工作中，让来访者耗尽精力，那么你就增加了这样的风险：他"儿童自我状态"害怕改变，并想尽办法来推翻新的决定。

如果来访者在20分钟内没有做出新的决定，无论如何都要从本次"工作"中出来。因为，所存在原因可能是，他的"儿童自我状态"还没有准备好去改变自己的决定。当他回到"成人自我状态"，你可以和他讨论他是如何阻止自己改变的。这种对"成人自我状态"的分析，可能帮助为他日后"儿童自我状态"的改变奠定基础。

清理项目　在你邀请来访者回到"成人自我状态"之前，请他清理掉他在"儿童自我状态"工作时所想象的象征性的人和事，这点很重要。

如果来访者之前进入过一个早期场景，在他清理之前要核实他是否还有一些话要对这个场景中的人说。当他准备好了，邀请他"回到房间"。你可以请他环顾四周，挑选房间的某件物品，然后向你描述它。

如果你一直在使用空椅子疗法，你必须确保来访者有机会移走他在房间里一直想象的"他人"。一个典型的顺序可以参考我和约翰的工作中的例子。你记得，他表达了自己的新决定，然后告诉我他感觉如释重负。在我安抚了他的努力之后，我继续说：

> **咨询师**：在你将爸爸从垫子上拿开之前，还有什么其他的事情想对他说吗？
>
> **约翰**：是的（对爸爸说）。这确实不是你的错，爸爸。我曾希望我们过去更加了解彼此。但是我们没有，事实就是这样的。
>
> **咨询师**：还有吗？（这是一个对于核实所有目的都有用的问题）
>
> **约翰**：再见，爸爸。
>
> **咨询师**：你准备将他拿开了吗？
>
> **约翰**：（对咨询师说）是的。
>
> **咨询师**：好的。继续，将他从垫子上拿开。当你已经将他拿开时，你会举起垫子然后将它放在你的身后以示完成吗？
>
> **约翰**：（确实这样做）

步骤6：锚定新的决定

只有当来访者在步骤5中明确发表了新的决定时，这一步才适用。当来访者结束了"儿童自我状态"工作时，邀请他回到"成人自我状态"。在他转换自我状态后，立刻请他参与一些行动，或者意识到一些感官刺激，这些行动或者感官刺激可以连接"成人自我状态"的功能和"儿童自我状态"的新决定。

这一步仅需要花费几分钟。一个有效的方法是邀请来访者向你陈述他刚刚向想象中的"他人"说的新决定。继续来说与约翰工作的例子：

咨询师：(看着约翰的眼睛)你好,你完全回到当下,和我对话了吗?

约翰：(返回目光)你好。是的。

咨询师：当你想象爸爸坐在另一个垫子上,你对他说,如果你想要从别人那里获得什么的时候,你就会主动请求得到它,而你也觉得自己不再需要挑起争端了。(约翰点头)你现在能否对我说同样的话,并且是发自内心地说出来?(停顿)如果你能说出来,并发自内心地,你现在会继续对我说吗?

约翰：是的,我是发自内心的。我可以向人们请求,请他们给予我想要的,我不需要通过和他们争吵来得到它。(他已经将"将要"替换成"可以",我在想这是不是"最后的骗局"。)

咨询师：是的,你可以请求人们给予你想要的。你会这样做吗?

约翰:(笑了起来)是的,我可以,我也会这样去做。(他的笑是紧随着一个对新决定相一致性的声明,而不是漠视。因此,我断定那不是绞架上的笑声。)

咨询师:太棒了!

如果你是在做团体咨询,你可以邀请来访者和其他团队成员一起,立即实践一下他的新决定。例如,如果来访者已经重新决定与他人亲近,不再逃避亲密关系,你可以问他是否愿意围绕团体成员走一圈,并邀请至少三名组员来拥抱他。

步骤7:"成人自我状态"的总结

"成人自我状态"的总结是来访者以"成人自我状态"对刚刚完成的改变进行讨论。它的目的是为来访者的情感工作提供一个认知的框架。这验证了再决定治疗师的假设,即认知和情感工作的联合是产生持久改变的最有效基础。

在咨询工作中,如果你已经明确选择使用沟通分析的概念,你可以在总结时使用它们。比如,对于来访者的扭曲系统,你可能会草拟出初始的图像。接着你可能会和她讨论哪些脚本信念已经更新。基于这个初始点,你可能还会追踪整个系统中作为一个整体其他部分的变化。

在来访者锚定新决定之后，你可以立即开始"成人自我状态"的总结。当然，你也可以选择其他时间来进行。通常，你和来访者会以合约的方式做出选择。

对于某些来访者，在早期咨询阶段中你可能已经对他们进行了很多认知的工作。如果是这样的话，"总结"可能只需要对你们已经讨论过的内容做一个回顾。在我和约翰的工作中就是这样。当开始再决定工作的时候，我们已经详细回顾了扭曲系统的详细内容。因此，我们只需记录目前旧场景中哪些部分他已经进行了再决定。在他刚刚完成的工作中，约翰放弃了受他父亲影响所形成的复合脚本信念。这信念是：

> "我不可以和任何人亲近。如果我公开向别人索求什么，就意味着与他们亲近。因此为了得到我想要的，我能做的唯一事情就是变得咄咄逼人。"

重新检查定期合约　总结本身同样是回顾你们定期合约的一个好机会，并核实它已经完成了多少。在和约翰工作的例子中，定期合约是这样的：他会不断更新任何目前让他感到自我限制的童年决定。我们一致认为他已经这样做了。

步骤8：为新行为制作合约

当来访者在某次咨询中重新做决定时，你和他都会把它视为戏剧性的改变。确实如此。实际上，罗伯特·古尔丁和玛丽·古尔丁认为在某些情况下，"最必要的是重新决定"（Goulding and Goulding，1979：283）。也就是说，即使没有任何后续合约来指导行为实践，重新决定也将永久不变。我以一名再决定治疗师的经验来看，他们的断言在很多情况下是正确的。

然而，对于其他来访者来说，新决定的声明只是通往改变的大门。如果来访者要把重新决定融入日常生活并坚持下来，他需要执行与他的新决定相一致的新行为。尤其当其与他产生关系的他人没发生改变时，更需要如此。生活中，他的配偶或家庭成员可能会有他们自己的"儿童自我状态"激发他重新回到熟悉的模式中。对于自己新的行为方式，他一开始可能会感到尴尬。他可能需要下定决心并努力坚持一段时间，以保持自己的新模式。经过不断的实践，会变得容易一些。

因此，对于处于这种情境下的来访者来说，再决定工作的最后一步是要为行为改变签订一个明确的合约，以帮助来访者实践新决定。从第8章中，你应该已经知道协商一个有效的合约，需要做些什么了。

你可以回到再决定工作序列的步骤2，邀请来访者可视化，他近期的场景中是如何改变的，现在你可以回到这里，询问他在现实生活里，是否会制订一份合约来付诸行动。

在我和约翰工作的例子中，他最初告诉我，想要打破与女人相处的暴力倾向的习惯性模式。相应地，他的目标是公开地表达自己想要的。这给行为合约提供了一个关键点，来访者可以使用它来练习他的重新决定。很显然，海伦是他可以测试他新行为的对象。行为合约的最终形式是："在接下来的一周里，我会三次开诚布公地向海伦表达想从她那里得到的东西。无论她如何回应，我都会遵守决定，不对她或我自己使用身体上的暴力。在下次咨询中我会如实向你报告。"

约翰和我记录了他要通过请求三件事情，不管海伦是否同意做这些，来履行合约。在下次咨询中，他报告说自己已经执行了合约。他说自己将会在接下来的几周里继续重复这样的行为。

如果你和来访者同意这样做，你可以利用再决定的工作序列，帮助来访者实现进一步的改变。对于每一个想要实现的改变，在一段时间内，制订一个行为合约来实践新的决定，是非常重要的。如果她想将这些新的决定完全融入自己的日常生活，这点是必要的。

最终，到了你开始考虑你们之间什么时候结束咨询的时候。这是下一章节，也是最后一章节的主题。

技能实践

技能实践包括两个练习，目的是增强在再决定工作中的两项关键技能：邀请来访者使用现在时态，并保持"我——你"的对话。第一个练习——父母访谈，经常在咨询和治疗实践中使用，在空椅子疗法中，来访者在防御预期的父母般权威人物形象（McNeel，1976）。在这种训练情境下，目标是让引导者练习实践技巧，并掌握两项关键技能；来访者可能希望通过体验来询问预期的关于"父母"的一些具体信息。在第二个练习中，练习的技巧——早期场景的工作——通常是一开始就把注意力放在不愉快的童年经历上。在这个训练情境中，引导者练习实践技巧，而来访者则有机会回到童年并重新体验一个愉快的场景。

这些练习适合在三到四人的小组中进行。每位参与者轮流担任引导者、来访者和观察者。每一次练习最多持续20分钟，接下来再做5分钟左右的总结。下面的说明是针对引导者的。

父母访谈　邀请来访者选择父母中的一个或父母般权威人物作为练习的对象。在开始双椅子对话之前，询问来访者是否想用这个练习从父母那里得到一些具体的信息，还是只是想和他（或她）进行一般性的对话。

当来访者已经在想象中将这位父母放在一个垫子上。现在请来访者向想象中的父母描述父母的状态，例如："爸爸，你坐在垫子上。你又小又瘦，穿着深色衣服……"

10　再决定

关键技能1：邀请使用现在时态　如果来访者转向使用过去时态，立即邀请她重新回到现在时态。比如，来访者说："爸爸，你过去从来没有注意过我。"你如实把过去时的意思表达出来，但用现在时："爸爸，你从来没有注意到我。"等着看来访者是否会遵照你的提示。在整个练习过程中，只要需要随时进行这个练习。使用现在时态是邀请来访者进入"儿童自我状态"并维持这个状态的最有效方式。

关键技能2：邀请使用"我—你"模式　如果来访者转向使用"他"或"她"（谈到父母时），立即邀请她重新说"你"（对父母说话）。比如，来访者说"他看起来有点生气……"。你如实反馈他的措辞，但变换它，让来访者使用"你"对父亲说："你看起来有点生气……。"或者，你可以简单地对来访者说："你愿意说'你'吗？"在这两种情况，你都要等一会儿看来访者是否遵循了你的提示。在整个练习过程中，需要随时关注来访者的用语。

无论来访者在空椅子对话中想和父母说什么，邀请他实施。在几次最初的对话之后，来访者在父母的坐垫上，通过提问"你（爸爸、妈妈，等等）现在愿意和我谈谈吗"来开始父母访谈。如果答案是"是"，那就问"你（爸爸、妈妈，等等）叫什么名字？"从那以后，在实践过程要经常使用父母的名字。就你而言，你现在是在与父母交谈，而不是与来访者交谈。

然后，简单地对父母进行一次访谈，如同你在现实生活里，以你对一个真实的人（他们可能既不知道也不关心咨询）尊重的方式询问他们关于自己的一些事情。如果来访者想要从父母那里得到一些具体的信息，请父母告诉你。

在访谈的最后，感谢父母愿意和你交谈。然后邀请来访者回到她的家庭座椅，并结束她与"预期"父母的对话。最后，让她把父母从垫子上拿下来。

在接下来的小组总结中，尤其关注两个"关键技能"的使用。引导者持续地邀请来访者使用"我—你"的对话方式和保持"现在时态"？在什么情况下，来访者转换到第三人称和/或过去时态？对于这部分的结果，总体的影响是什么？

愉快的早期的场景　这是"儿童自我状态"访谈的一种形式。询问来访者，他是否能回忆起童年时期的愉快情景。（如果他一直回答说他不能回忆起一个愉快的场景，那就请他编造一个。）当来访者想起一个场景，邀请他："现在，待在场景里，就像它正在发生的一样，来说说它。"

当来访者叙述场景时，如果有必要的话，请他使用现在时态和"我"这个词。和"父母访谈"一样，使用关键技能1。如果来访者进入过去时态（谈论场景），立即邀请他回到现在时态（在场）。例如，来访者说"我记得那时我在吃一块蛋糕……"，你立即提示："我正在吃一块蛋糕……"，关键技能2（使用"我—你"）在早期场景中可能不像在父母访谈那样重要，因为在早期场景中，孩子可能不会直接与任何人交谈。

与向你诉说场景的"小孩"对话，用如同你在采访真实的孩子。请使用与你听他诉说的"孩子"年龄相符的语言。

在这部分的结尾，邀请来访者离开他的早期场景，然后"回到房间"。邀请他回到当下，例如："你能环顾一下房间，找一个你注意到的物体，然后告诉我它是用来做什么的？"

小组成员对再决定技巧做一个简单的总结，正如上面描述的那样。

自我反思的空间

对于再决定方法，它的一个核心原则是"病人的内在力量"（Goulding and Goulding，1978）。这就是说：每个人都拥有了实现个人改变所需要的全部资源。事实上，咨询师或治疗师不会——也不可能——把这些能力"赋予"来访者。你对罗伯特·古尔丁和玛丽·古尔丁假设的看法是什么？你认为这完全正确，还是完全错误？或者在某些情况下或对于某些人来说是对的，但在其他情况下是错的？不管你的观点是什么，你的依据是什么？你对于这个假设的观点是如何影响你作为治疗师或咨询师的工作方式的？

拓展阅读

在我看来，罗伯特·古尔丁和玛丽·古尔丁的《通过再决定疗法改变生活》（Goulding and Goulding，1979）是每一个想要获得再决定疗法技能的人的必读书籍。我建议你通读这本书，使用你所学来加强与来访者的合作，然后再通读一遍。拥有30多年的心理治疗师的经历，我仍然在重复这个过程，每次都能学到新的东西。

在《沟通分析咨询的开展》的第29点中，描述了一种基于NLP（神经语言编程）的方法来解决僵局，而第30点则提出了一些关于如何在重新决定工作后有效关闭的提示（Stewart，1996a：184-196）。

在《沟通分析：100个关键点和技巧》中，马克·威多森对再决定理论和方法做了一个简要的概述，然后对再决定技能提出了各种各样的提示和观点（Widdowson，2010：13-19，291-295，311-320）。

结束咨询

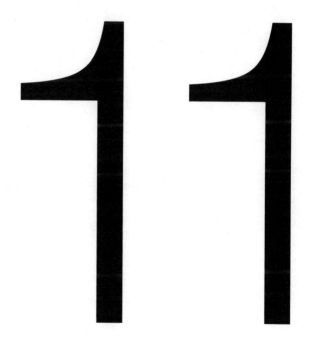

艾瑞克·伯恩反复强调说，沟通分析治疗师的目的是治愈来访者。但是，在咨询中关于治愈标准，并没有一个明确的界定。因此，你和你的来访者如何决定什么时候结束咨询工作呢？

很多年以前，《沟通分析杂志》专门用一整期的时间来举办一个关于治疗概念的研讨会（TAJ，1980）。他们提供了很多不同的治愈的标准。伯恩在他自己不同的著作里面，对治愈的概念也给出了不同的说明（Stewart，1992：79-85；cf. Clarkson，1992：27-39）。

在这一章节中，我会给出三位作家关于"治愈"的观点，但我并不会提议说哪一种观点相对更好。在所有这些观点中，有一点是不变的，它是：结束是由你和来访者商量后达成一致的。

结束咨询的合约式方法

合约式方法在咨询结束上的运用，就像它在沟通分析治疗早些阶段的一样。要结束咨询关系，不是由你或者来访者一个人说了算的。相反，你们需要通过商量来决定结束的时间和方式。当你们达到一致，从"成人自我状态"表达结束的意愿，那么你们就可以对结束咨询达成合约了。

事实上，在咨询的开始阶段，你和来访者就已经对何时结束咨询做了一些重要规定。在商讨商业合约的环节，你就已经这样做了（见第5章）。在最初阶段，你会和来访者陈述一些和咨询结束相关的条约。也包括在任何一方过早终止合同的情况下的安排。你们也会对咨询次数的安排有初始估算。你可能会在这些阶段的最后一次咨询时，对咨询结果做一个详细回顾。在那个时候，你可以和来访者决定是需要继续咨询还是终止。

跟进

在后续跟进中，沟通分析也没有明确的实践标准。我个人更倾向于没有后续的跟进，但会在咨询结束之前完成所有需要完成的工作。我认为如果你安排了后续的跟进，就存在这样的风险：来访者的"儿童自我状态"可能会把跟进行为认为是"我们的结束实际上根本没有结束"，或者"你必须回来，以防我们做得不够完美"这样的信号。

同时，我也和来访者表达清楚："在任何情况下，门都是敞开的。"对我们之前一起的工作，我们画上一个清晰的句号。如果未来的某一天，他想要在新的领域有一个改变，只要他愿意，可以随时再联系我。在那时，我可以和他开始一个新的咨询，探讨我们是否可以和愿意进入一个新的合约。

结束的标准

你知道，改变意味着从脚本中出来，进入一种自主自由的状态。但是没有人可以完全脱离脚本。没有人可以在 100% 的时间里自主决定做什么。因此在决定要结束的时候，要达到什么标准？

合约的完成 因为所有沟通分析的实践都是基于合约的，因此有一种观念就是，合约的完成是咨询结束的最低要求。然而，咨询的完成也意味着很多不同的事情。你的合约可能是某些相关的行为细微的改变。另一个极端是，来访者完成合约可能意味着对脚本的主要部分做出再决定。这两种极端中的任何一种，或者两者之间的任何渐变，都可能是适用的。这取决于你的来访者想要什么，以及你想要对什么开展工作。

伯恩：治愈的
四阶段

艾瑞克·伯恩（1961：160-175；1972：349-364）指出治愈有四个阶段：

- 社会控制
- 症状减轻
- 移情治疗
- 脚本治愈(最初被称为精神分析治愈)

他建议在改变的过程中，这四种类型的治疗大致按顺序进行。

社会控制　我们说，当一个人能够对自己的行为负责，较少参与到脚本行为，而增加自主行为，我们称它为社会控制。当一个人不再需要他父母的信息，或者可以解决任何从童年时期带来的未满足的需求时，我们就认为他获得了社会控制。

用自我状态的术语来说：社会控制意味着来访者可以"成人自我状态"来控制自己的行为，即使"父母自我状态"和"儿童自我状态"的内容并未改变。

症状减轻　在第二个阶段，即症状减轻，来访者不是简单地以"成人自我状态"对脚本行为进行控制，而是开始改变"儿童自我状态"和"父母自我状态"，让自己更少地进入这些行为。在越来越多的时间里，他在解决问题，而不是进入脚本。

移情治疗　在症状消失阶段，来访者的"儿童自我状态"开始将咨询师视为自己原生父母的替代。因为"新"的父母会比原生父母给出更多的积极信息，来访者会获得更多的宽慰和轻松。如果咨询在这个阶段结束，来访者会在脑中"时常想着咨询师"，就像之前会常常想着原生父母一样。

脚本治愈　伯恩在他早年的文章中（1961）写道，"心理上的治愈"意味着治疗的第四阶段和最完整的阶段。之后，随着他"人生脚本"理论的发展，他将这个术语改为"脚本治愈"（Berne，1972：362）。这意味着在"成人自我状态"的支持下，"儿童自我状态"发生了根本性的改变，就像我们在第10章谈到的那样，我们称之为"再决定"。如果达到了脚本治愈，来访者可以从脚本中出来，即使在咨询结束的时候咨询师的支持已经撤离了。

伯恩提议的四阶段治愈，可以视为从脚本中出来的不同程度。（如果你回忆在第3章中对扭曲系统的描述。伯恩的"社会控制"对应当时我们称为的"打断扭曲系统"；而"脚本治愈"可以对应"逃离扭曲系统获得自主"。）我相信，大多数的沟通分析师都希望来访者能够达到"脚本治愈",而不是在"症状减轻"或者"移情治疗"的阶段就结束咨询。事实上,你会意识到,从第10章开始,再决定的一个目标就是完全消除"移情治疗"的阶段。但是,有时,改变的程度会受限于可利用时间或者资源。或当还没到完全治愈时,来访者已经感到满意并结束咨询。所以无论什么情况,契约性合约是很关键的。

厄斯金:改变的六个阶段

厄斯金(1973)建议说,来访者在治疗的过程中可能会经历六个阶段的改变。这些阶段是:

1. 防御
2. 生气
3. 受伤
4. 意识到自己的问题
5. 对改变负责
6. 原谅父母

这些阶段被认为是灵活的向导。如果来访者想要进一步强化在这些领域的改变,这些阶段中的一个或者多个可以被重复经历。

阶段一:防御 在最初的防御阶段,来访者会想尽办法防御自己的不良模式和父母的不良模式。他可能会这样说："难道不是所有人都和我（我父母们）用（感觉）一样的方法吗?"这些旧模式至少会让人感到熟悉，但他还是不确定自己想要改变的动机。

阶段二: 生气　　进入生气阶段，来访者意识到他被这些过时的儿童策略所限制。他开始意识到，这些可以追溯到儿童时期未被满足的需求，并且开始对父母感到生气。

阶段三: 受伤　　在经历和表达完生气之后，来访者现在可能会仍然为童年时没有得到满足的需求而感到受伤。在这个阶段，父母们站在积极的闪光灯中，而来访者自己却在体验消极情绪。当他越来越深刻地洞察到他目前问题的根源时，他可能会寻求离开咨询。但是，洞察并不等同于改变，如果在这个阶段就停止咨询，那就过于草率了。

阶段四: 意识到自己的问题　　在第四阶段，意识到自己的问题，来访者意识到是他选择了仍在重复的童年行为模式。他开始认识到，目前自己的问题是自己的责任。同样，在这个阶段，来访者也可能会想方设法草率地停止咨询。这可能是因为，当他慢慢开始意识到他现在可以做的决定，他会再次经历"儿童自我状态"

的恐惧。

阶段五：对改变负责　如果来访者还在咨询关系中，他很可能会进入对改变负责的阶段。他的自我陈述是这样的：我不需要继续重复这些老的、疼痛的行为。带着这个想法，他接受了改变合约，并用自我激励的方式来实现它。

阶段六：原谅父母　在最后这个阶段，来访者原谅父母，并且和自己说："我的父母在他们能力范围内做到了最好。"随着他这样做，他也最终摆脱了对"父母"的怨恨。在这里，"父母"是他为自己构建的内在父母。如果父母还活着的话，他也很可能在现实生活中与父母和解。

如果你对与某位来访者的工作感到还不完整，你可能会发现，用厄斯金的这些阶段，来做个心理上的检查，是很有效的。例如，当某个来访者表达出他对父母的怨恨，就打算立马在行为上做出某种改变。但是，他可能会发现，行为上的改变还是非常难的。这可能是因为他还不允许自己对儿童时期父母未满足自己的那些需求感到受伤。在他经历和表达这种情绪之前，他很可能会把能量用在"怨恨父母"上，而不是做出他想要的那些成年人的改变。

威多森：再决定和
对压力的回应

当某人面对压力的时候，比较容易进入脚本。威多森（Woollams, 1980）使用这个事实，发展了压力量表的概念。他设计了可观察的行为，认为再决定不是一个"是或者否"的概念。相反，一个人再决定的是程度轻重的问题。威多森认为，一个人再决定的程度越高，他能够抵挡住不进入脚本的压力程度越高。

威多森并没有以客观可测量的方式来制订他的"压力量表"，但是你会发现在治疗和决定结束的时候，这是一个有效的主观方式。"改变的程度"这个概念，让你和来访者都能清楚地意识到，没有人可以做出完美的改变。相反，对来访者来说，提高改变的程度，是有可能实现的。威多森说，在压力之下，来访者保持不进入脚本的能力的增加是可以被测量的。

很有可能，在某个时间里，来访者感觉到自己已经发展出足够的能力。当然，如果他继续咨询，他会获得更高程度的再决定。但是，对来访者来说，相比他需要付出额外的时间和金钱来说，获得的额外收获，看起来似乎不太重要。当达到这个权衡点时，你和来访者都能在"成人自我状态"上达成一致，你可以判断这是一个合理的结束理由。

约翰：结束咨询

你可以从第 5 章中看到，我和约翰在最初的时候商定好我们
要见 10 次。我们用这 10 次中的最后一次来评估结果和延长
我们的咨询合约的可能性。

我们在第一个 10 次的最后一次进行了回顾总结，并决定继
续再进行 10 次。在第 18 次的时候，我们讨论结束咨询的事
情。我们共同决定，第 20 次是我们最后一次咨询。

在第 19 次咨询时，我问约翰他能否对在咨询过程中发生的
改变做一个总结，并且在最后一次咨询的时候分享。他这样
做了，我们将把它当成最后总结的基础。

约翰的咨询工作：总结　　在我们两人看来，与约翰工作的转折
点是他关闭逃生舱的那一次咨询。你可以从第 7 章中回忆起来，
约翰一直不愿意关闭逃生舱直到第 11 次咨询，即使我在之前 6
次咨询的时候就已经提出了这个关闭的可能性。其间的这些次咨
询中，他同意在某个特定时间关闭逃生舱。

当约翰第 12 次来咨询的时候，他告诉我，他已经戒烟了。我并
没有对他提出这样的要求，他就已经这样做了。事实上，之前他
并没有计划这样做，并且他感觉也不需要刻意这样做。直到我们
咨询的结束，他仍然没有再抽一支烟。我把这个理解为，约翰

"成人自我状态"下做出的不要自我伤害的承诺被"儿童自我状态""听到",并且他自发地对他的童年早期的决定"我不可以存活下来"重新做出了决定。(这里需要补充的一点是,关闭逃生舱对每个吸烟者都有类似的直接影响。但是很不幸,它并不是。)

在第12次咨询中,约翰开始采取"和他人开始接近"这一总治疗合约,我在第8章中描述的。你可以回忆起来,在第12次咨询中,我们达成的在行为上的动作是花时间来听女朋友说话,并告诉她自己的感受。在接下来的两次咨询中,他采用了另外两个行为合约来进一步拓展他的目标。一个是与父母分享自己对他们的情绪(第13次咨询)。另一个是与海伦敞开心扉,告诉她,他对于她可能离开自己感到非常恐惧,并且告诉她他希望她留在自己身边(第14次咨询)。

接下来我邀请约翰进入再决定的工作,他同意了。在第15次咨询时,他完成了与他父亲交换角色的双椅子体验活动,我在第10章中详细介绍过。随着逃生舱的关闭,约翰在"成人自我状态"许下不伤害他人的承诺。现在,他的"儿童自我状态"做出决定,他不再通过暴力的形式来达成需求的满足。在剩下的那些次咨询中,他对自己的再决定继续进行行为上的练习。

在第17次咨询时,我邀请约翰将他的父母和父母形象放在想象中的另一个垫子上一个接着一个地过一遍。我邀请他依次向每一个人断言:无论发生什么事情,他都是保持生存和健康的,让其他人都保持生存和健康的，以及保持理性。（这是积极表达"儿童自我状态"对"成年人自我状态"要关闭逃生舱的回应）约翰这样做了。当他和想象中的"母亲"对话，他先是大发雷霆，他通过打枕头的方式来发泄。接着，他进入一种害怕的情绪，就像他再次经历早年的害怕一样，他害怕母亲走掉，并把他完全遗弃。当他带着当下的资源再次经历，他告诉想象中的"母亲"："没有你我也能生存。"这里，"能"不是一种释放。他的脚本信念是"母亲不在身边，就无法生存"。随着这个阶段工作的完成，约翰再次访问和强化了他要生存的再决定，这个决定是他在第12次咨询的时候就已经做下的。

在第18次咨询时，约翰报告：我的朋友"说我看起来有些不一样——更加健康和放松"。我也能够看到他身上的这些改变，我进一步告诉他，我能看到他的改变。这对我俩来说，都表明他做出了有效的再决定。他说，他继续练习敞开心扉地告诉女朋友他想要什么，而不是攻击她。根据约翰的报告，海伦对这种新的行为模式依旧在做调整。她对这个行为上的改变感到很高兴，但又不知道该怎么做。她时不时地邀请约翰回到他们相似的脚本交流中。尽管约翰有时会以生气回应，但是和之前相比，他生气的强度和频率都降低了。自从他开始心理咨询之后，他在任何时候都不再使用暴力的方法对待海伦，而且他相信自己以后也不会这样做。

约翰说，他很确信他想要和海伦待在一段永久的关系里。在第19次咨询时，他自告奋勇地说，他开始考虑和海伦生一个孩子。他说，这对自己来说，是一个很大的改变。在此之前，他一直都认为孩子是一件很麻烦的事情，并且没有想过自己能成为一个父亲。

他的陈述也让我感到非常惊讶，当时我也不知道该怎么理解。直到在第20次咨询的时候，他和我告别，我推测他对孩子有了更柔软的态度是否因为他对自己的"儿童自我状态"有了更多的接纳。

补充说明　在我将要把这本书的手稿交给出版社之前的几个星期，我恰巧路过我和约翰工作过的那个城镇。我透过车窗看到，约翰正穿过人行道，他推着一辆小推车，推车中是一个年幼的孩子。

我并没有停下来与他打招呼，所以我并不知道推车中的婴孩是不是他和海伦的孩子。但从我所能看到的，我感觉到约翰和这个孩子都很享受在他们一起的时光。

你已经阅读完了这本书（这一次）。以下是一些思考总结：

● 通过阅读这本书，你学到的两个最有用的事情是什么？

● 目前你已经阅读完了这本书，在作为咨询师或者治疗师的工作中，接下来你会做一件什么不同的事情呢？

● 读完这本书，你有什么感受？

拓展阅读

因为沟通分析在结束咨询的流程上，与其他流派并没有不同的程序，所以在沟通分析的文献中，这个主题讨论得比较少。可以在以下文献中找到简短的讨论：Berne,1966：13；Goulding and Goulding, 1979： 280-285, Widdowson, 2010：105-107。

参考文献

Allen, J. and B. Allen (1997) 'A New Type of Transactional Analysis and One Version of Script Work with a Constructionist Sensibility', *Transactional Analysis Journal*, 27(2): 89-98.

American Psychiatric Association (2000) *DSM-IV-TR (Diagnostic and Statistical Manual of Mental Disorders)* (fourth edition, text revision). Washington, DC: American Psychiatric Association.

Bandler, R. and J. Grinder (1975) *The Structure of Magic I*. Palo Alto, CA: Science and Behaviour Books.

Barnes, G. (1977) 'Introduction', pp. 3-31 in G. Barnes (ed.), *Transactional Analysis After Eric Berne*. New York: Harper's College Press.

Berne, E. (1961) *Transactional Analysis in Psychotherapy*. New York: Grove Press.

Berne, E. (1964a) *Games People Play*. NewYork: Grove Phess.

Berne, E. (1964b) 'Tading Stamps', *Transactional Analysis Bulletin*, 3(10): 127.

Berne, E. (1966) *Principles of Group Treatment*. New York: Oxford University Press.

Berne, E. (1972) *What Do You Say After You Say Hello?* New York: Grove Press.

Boliston-Mardula, J. (2001) 'Appetite Path Model: Working with Escape Hatch Resolution with Clients who Use Drugs and Alcohol', *TA UK*, 61

(Autumn): 9-14.

Bowlby, J. (1969) *Attachment and Loss*, Vol. 1: 'Attachment'. Harmond-sworth: Penguin.

Boyd, H. (1976) 'The Structure and Sequence of Psychotherapy', *Transactional Analysis Journal*, 6(2): 180-183.

Boyd, H. and L. Cowles-Boyd(1980) 'Blocking Tragic Scripts', *Transactional Analysis Journal*, 10(3): 227-229.

Clarkson, P(1987) 'Metaperspectives on Diagnosis', *Institute of Transactional Analysis News*, 18 (Winter): 6-11.

Clarkson, P(1989) *Gestalt Counselling in Action*. London: Sage.

Clarkson, P(1992) *Transactional Analysis Psychotherapy: An Integrated Approach*. London: Routledge.

Cornell, W. (1986) 'Setting the Therapeutic Stage: The Initial Sessions', *Transactional Analysis Journal*, 16(1): 4-10.

Cornell, W. and H. Hargaden (eds) (2005) *From Transactions to Relations: The Emergence of a Relational Tradition in Transactional Analysis*. Chadlington: Haddon Press.

Cornell, W. and N. Landaiche (2006) 'Impasse and Intimacy: Applying Berne's Concept of Script Protocol', *Transactional Analysis Journal*, 36(3): 196-213.

Cowles-Boyd, L. (1980) 'Psychosomatic Disturbances and Tragic Script Pay-offs', *Transactional Analysis Journal*, 10(3): 230-231.

Crossman, P (1966) 'Permission and Protection', *Transactional Analysis Bulletin*, 5(19): 152-154.

Drye, R. (2006) 'The No-Suicide Decision: Then and Now', *The Script*, 36(6):

3-4. (Reprinted in *Insititute of Transactional Analysis News*, 27(October 2006): 1-6.

Drye, R., R. Goulding and M. Goulding (1973) 'No-Suicide Decisions Patien Monitoring of Suicidal Risk', *American Journal of Psychiatry*, 130(2): 118-121.

Dusay, J. (1966) 'Response to Games in Therapy', *Transactional Analysis Bulletin*, 5(18): 136-137.

English, E(1971) 'The Substitution Factor: Rackets and Real Feelings', *Transactional Analysis Journal*, 1(4): 225-230.

English, E(1972) 'Rackets and Real Feelings, Part II', *Transactional Analysis Journal*, 2(1): 23-25.

English, E(1976a) 'Racketeering', *Transactional Analysis Journal*, 6(1): 78-81.

English, E(1976b) 'Differentiating Victims in the Drama Triangle', *Transactional Analysis Journal*, 6(4): 384-386.

English, E(1977) 'What Shall I Do Tomorrow? Reconceptualizing Transactional Analysis', pp. 287-347 in G. Barnes (ed.), *Transactional Analysis After Eric Berne*. New York: Harper's College Press.

Erikson, E. (1950) *Childhood and Society*. New York: WW. Norton.

Erskine, R. (1973) 'Six Stages of Treatment', *Transactional Analysis Journal*, 3(3): 17-18.

Erskine, R. (1980) 'Script Cure: Behavioral, Intrapsychic and Physiological', *Transactional Analysis Journal*, 10(2): 102-106.

Erskine, R. (1991) 'Transference and Transactions: Critique from an Intrapsychic and Integrative Perspective', *Transactional Analysis Journal*, 21(2):

63-76.

Erskine, R. (ed.)(2010) Life Scripts: *a Transactional Analysis of Unconscious Relational Patterns*. London: Karnac.

Erskine, R. and J. Moursund (1988) Integrative Psychotherapy in Action. Newbury Park, CA: Sage.

Erskine, R. and M. Zalcman (1979) 'The Racket System: A Model for Racket Analysis', *Transactional Analysis Journal*, 9(1): 51-59.

Fisch, R., J. Weakland and L. Segal(1982) *The Tactics of Change*: Doing Therapy Briefly. San Francisco, CA: Jossey-Bass.

Fowlie, H. and C. Sills (eds) (2011) *Relational Transactional Analysis*: *Principles in Practice*. London: Karnac.

Gobes, L. (1985) 'Abandonment and Engulfment Issues in Relationship Therapy', *Transactional Analysis Journal*, 15(3): 216-219.

Goulding, M. and R. Goulding(1979) *Changing Lives Through Redecision Therapy*. New York: Brunner/Mazel.

Goulding, R. (1977) 'No Magic at Mt. Madonna: Redecisions in Marathon Therapy', pp. 77-95 in G. Barnes (ed.), *Transactional Analysis After Eric Borne*. New York Harper's College Press.

Goulding, R. (1981)Further Notesion Impasses', *Builetin of the Eric Berne Seminar*, 3(4): 4-5.

Goulding, R. (1985) 'History of Redecision Therapy', pp. 9-10 in L. Kadis (ed.), *Redecision Therapy: Expanded Perspectives*. Watsonville, CA: Western Institute for Group and Family Therapy.

Goulding. R. and M. Goulding(1972) 'New Directions in Transactional Analysis', pp. 105-134 in C. Sager and H. Kaplan (eds), *Progress in Group and*

Family Therapy. New York: Brunner/Mazel.

Goulding, R. and M. Goulding(1976) 'Injunctions, Decisions and Redecisions', *Transactional Analysis Journal*, 6(1): 41-48.

Goulding, R. and M. Goulding(1978) *The Power is in the Patient*. San Francisco, CA: TA Press.

Guichard, M. (1987) 'Writing the Long Case Study', workshop presentation, EATA Conference, Chamonix(unpublished).

Hargaden, H. and C. Sills (2002) *Transactional Analysis: A Relational Perspective*. London: Routledge.

Haykin, M. (1980) 'Type Casting: The Influence of Early Childhood upon the Structure of the Child Ego-State', *Transactional Analysis Journal*, 10(4): 354-364.

Holloway, W. (1973). *Shut the Escape Hatch*. Monograph IV, William D. Holloway MD (mimeo).

James, J. (1976) 'Positive Payoffs after Games', *Transactional Analysis Journal*, 6(3): 259-262.

Joines, V. (1982) 'Similarities and Differences in Rackets and Games', *Transactional Analysis Journal*, 12(4): 280-283.

Joines, V. and I. Stewart (2002) *Personality Adaptations: A New Guide to Human Understanding in Psychotherapy and Counselling*. Nottingham and Chapel Hill, NC: Lifespace.

Kadis, L. (ed.)(1985) *Redecision Therapy: Expanded Perspectives*. Watsonville, CA: Western Institute for Group and Family Therapy.

Klein, J. (1987) *Our Need for Others and its Roots in Infancy. London: Tavistock*.

参考文献

Levine, S. (1960) 'Stimulation in Infancy', Scientific American, 202(5): 80-86. McNeel, J. (1976) 'The Parent Interview', *Transactional Analysis Journal* 6(1): 61-68.

Mearns, D. and B. Thorne (2007) *Person-Centred Counselling in Action* (3rd edn). London: Sage.

Mellor, (1979) 'Suicide: Being Killed, Killing and Dying', *Transactional Analysis Journal*, 9(3)182-188.

Mellor, K. (1980a) 'Impasses: A Developmental and Structural Understanding', *Transactional Analysis Journal*, 10(3): 213-222.

Mellor, K. (1980b) 'Reframing and the Integrated Use of Redeciding and Reparenting', *Transactional Analysis Journal*, 10(3): 204-213.

Mellor, K. and E. Sigmund(1975a) 'Discounting', *Transactional Analysis Journal*, 5(3): 295-302.

Mellor, K. and E. Sigmund(1975b) 'Redefining', *Transactional Analysis Journal*, 5(3): 303-311.

Mothersole, G. (2006) 'Contracts and Harmful Behaviour', pp. 87-97 in C. Sills (ed.), *Contracts in Counselling and Psychotherapy* (2nd edn). London: Sage

Moursund, J. and R. Erskine (2004) Integrative Psychotherapy: *The Art and Science of Relationship*. Belmont, CA: Wadsworth.

Novellino, M. (2005) 'Transactional Psychoanalysis: Epistemological Foundations', *Transactional Analysis Journal*, 35(2): 157-172.

Perls, E(1971) *Gestalt Therapy Verbatim*. Des Plaines, IL: Bantam.

Perls, E(1976) *The Gestalt Approach and Eyewitness to Therapy*. Des Plaines, IL: Bantam.

Piaget, J. (1951) *The Child's Conception of the World*. London: Routledge and Kegan Paul.

Pulleyblank, E. and P. McCormick (1985) 'The Stages of Redecision Therapy', pp. 51-59 in L. Kadis (ed.), Redecision Therapy: Expanded Perspectives. Watsonville, CA: Western Institute for Group and Family Therapy.

Rogers, C. (1961) *On Becoming a Person: A Therapist's View of Psychotherapy*. London: Constable.

Rowan, J. (1981) 'Diagnosis', *Self and Society*, 9(4): 153-160.

Ruppert, E. (1986) 'Relationships and Script Transformation' (unpublished). Scheflen, A. (1972) *Body Language and Social Order*. Englewood Cliffs, NJ: Prentice-Hall.

Schiff, J, A. Schiff, K. Mellor, E. Schiff, J. Fishman, L. Wolz, C. Fishman and D. Momb (1975) *The Cathexis Reader: Transactional Analysis Treatment of Psychosis*. New York: Harper and Row.

Sills, C. (ed.)(2006) *Contacts in Counselling and Psychotherapy* (2nd edn). London: Sage.

Sills, C. and H. Hargaden (eds)(2003) Ego States. London: Worth Publishing.

Spitz, R. (1945) 'Hospitalism Genesis of Psychiatric Conditions in Early Childhood', *Psychoanalytic Studies of the Child*, 1: 53-74.

Steere, D. (1982) *Bodily Expressions in Psychotherapy*. New York: Brunner/Mazel.

Steiner, C. (1966) 'Script and Counterscript', *Transactional Analysis Bulletin*, 5(18): 133-135.

Steiner, C. (1974) Scripts People Live: *Transactional Analysis of Life Scripts*.

参考文献

NewYork: Grove Press.

Stewart, I. (1987) 'Time-Frames, Theory and Therapy', audiotape of workshop presentation, ITAA Conference, Chicago. Hobart: Repeat Performance Tapes.

Stewart, I. (1992) *Key Figures in Counselling and Psychotherapy: Eric Bene.* London: Sage.

Stewart, I. (1996a) *Developing Transactional Analysis Counselling.* London: Sage.

Stewart, I(1996b) 'The Development of Transactional Analysis', in W. Dryden (ed.), *Development of Psychotherapy: Historical Perspectives.* London: Sage.

Stewart, I. (2001) 'Closing Escape Hatches: Always Therapeutic, Never Routine', *TAUK*, 60, Summer [reprinted in *The Script*, 31(4), May 2001].

Stewart, I. (2006) 'Outcome-Focused Contracts', pp. 63-73 in C. Sills (ed.), Contracts in Counselling and Psychotherapy (2nd edn). London: Sage.

Stewart, I. (2010) 'The "Three Ways Out": Escape Hatches', pp. 127-150 in R. Erskine (ed.) *Life Scripts: a Transactional Analysis of Unconscious Relational Patterns.* London: Karnac.

Stewart, I. and V. Joines (2012) *TA Today: A New Introduction to Transactional Analysis* (2nd edn). Melton Mowbray and Chapel Hill, NC: Lifespace.

Summers, G. and K. Tudor (2000) 'Co-creative Transactional Analysis', *Transactional Analysis Journal*, 30(1): 23-40.

Szasz, T. (1961) *The Myth of Mental Illness.* New York: Harper and Row.

Thomson, G. (1983) 'Fear, Anger and Sadness', *Transactional Analysis Jour-*

nal, 13(1): 20-24.

Tilney, T(1998) *Dictionary of Transactional Analysis*. London: Whurr Publishers.

Transactional Analysis Journal(1980)10(2), Symposium Issue on 'Cure'.

Ware, P. (1983) 'Personality Adaptations', *Transactional Analysis Journal* 13 (1): 11-19.

White, J and T. White(1975) 'Cultural Scripting', *Transactional Analysis Journal*, 5(1): 12-23.

Widdowson, M. (2010) *Transactional Analysis: 100 Key Points and Techniques*. Hove: Routledge.

Woollams, S. (1977) 'From 21 to 43', pp. 351-393 in G. Barnes (ed.) *Transactional Analysis After Eric Berne*. New York: Harper's College Press.

Woollams, S. (1980) 'Cure!?', *Transactional Analysis Journal*, 10(2): 115-117.

Zalcman, M. (1986) 'Racket Analysis and the Racket System', workshop presentation, EATA Conference, Noordwijkerhout (unpublished).

Zalcman, M. (1987) 'GameAnalysis and Racket Analysis', pp. 11-14 in *Keynote Speeches Delivered at the EATA Conference, July 1986*. Geneva: European Association for Transactional Analysis.

Zigler, E. and L. Phillips(1961) 'Psychiatric Diagnosis: A Critique', *Journal of Abnormal and Social Psychology*, 63: 607-608.

参考文献

图书在版编目（CIP）数据

沟通分析心理咨询和治疗技术：原书第四版 /（英）
艾恩·斯图尔特（Ian Stewart）著；徐笑含、李小英译 .
重庆：重庆大学出版社，2025. 1. --（鹿鸣心理）.
ISBN 978-7-5689-4962-0

Ⅰ. B849.1；R749.055

中国国家版本馆 CIP 数据核字第 2024S5A844 号

沟通分析心理咨询和治疗技术
（原书第四版）
GOUTONG FENXI XINLI ZIXUN HE ZHILIAO JISHU

［英］艾恩·斯图尔特（Ian Stewart）\著
徐笑含　李小英\译
鹿鸣心理策划人：王　斌
责任编辑：赵艳君　　版式设计：赵艳君
责任校对：刘志刚　　责任印制：赵　晟

*

重庆大学出版社出版发行
出版人：陈晓阳
社址：重庆市沙坪坝区大学城西路 21 号
邮编：401331
电话：（023）88617190　88617185（中小学）
传真：（023）88617186　88617166
网址：http：// www. cqup. com. cn
邮箱：fxk@cqup. com. cn（营销中心）
全国新华书店经销
重庆市正前方彩色印刷有限公司印刷

*

开本：890mm×1240mm　1/32　印张：12.375　字数：256 千
2025 年 1 月第 1 版　　2025 年 1 月第 1 次印刷
ISBN 978-7-5689-4962-0　定价：78.00 元

Transactional Analysis Counselling in Action, 4th Edition

by

Ian Stewart

SAGE Publication Ltd,1Oliver's Yard 55City Road,London EC1Y
1SP

©Ian Stewart,1989,2000,2008,2014

First Edition published 1989,reprinted 1991,1992

Second Edition published 2000,reprinted 2002,2004,2006

Third edition published 2008, reprinted 2010 and 2011

Simplified Chinese Translation

Copyright ©2025 by Chongqing University Press Limited Corporation

版贸核渝字(2024)第 182 号